到睡不著

趣味營養學

營養師

牧野直子
Naoko Makino

晨星出版

前言

大家講到「營養素」會聯想到什麼呢？

維持我們健康需要的營養素有：蛋白質、碳水化合物、維生素、脂質、礦物質……等許多種類的營養。

最近流行限制醣類的減肥法或健康法，但醣類是重要的營養素之一。從營養師的觀點來看，沒有任何營養素是不必要的，我們並不建議為減肥而胡亂減少攝取醣類。

希望各位攝取營養時記得維持均衡，如果只攝取一種營養，就算營養價值再高，也沒辦法被身體好好吸收。如果將營養素比喻成一個個齒輪，齒輪只有一個沒有用，要全部的齒輪都互相咬合動作，才具有意義。

本書介紹了營養素的運作、提升營養價值的烹調法、讓營養不會流失的青菜食用法、食材的組合方式等資訊，對每天的飲食生活都有幫助。

如果能幫助各位深入了解營養的正確知識，過著健康有活力的生活，我會很高興的。

營養師　牧野直子

前言……2

第1章　知道賺到的「營養」這件事

了解營養素來讓自己跟家人變得超健康……10
這些都是真的嗎？跟營養有關的恐怖都市傳說……12
卡路里過多會營養不良？注意新型營養失調！……14
什麼是最棒的營養均衡？……16
專欄　這種時候吃什麼才有效？女性常見的生理不順篇……18

第2章　營養素的真相

小時候是瘦子的人，長大也不會變胖？……20
雙親肥胖的話小孩也會胖？易胖與遺傳的關係……22
比起21點吃的水果，15點的蛋糕更好……24

「先吃飯」很危險？吃的順序也要注意……26
「喝多少水都可以」是謊話……28
就算沒辦法活著抵達腸道，也會好好工作的乳酸菌……30
什麼是既非益生菌也非壞菌的中性菌？……32
多酚的效果只能持續2～3小時……34
疲倦的時候吃甜食是反效果!?……36
給小孩吃速食是NG的嗎？……38
並非粗食和和食就代表健康……40
如果想提升小孩的學習力，比起上補習班應該先讓他吃早餐……42
吃「保健食品」就會變健康嗎？……44
以GI值為目標考慮吃的方式……46
透過食物攝取的膽固醇，和血液中的膽固醇沒有關聯……48
為什麼無糖卻那麼甜呢？……50
運動飲料等同於很多砂糖的果汁！……52
就算吃了也不能補充膠原蛋白！……54

克服老化和疾病的抗氧化作用是什麼？…… 56
不讓營養白費的食物組合！…… 58
身體所需的營養素會隨「當下」而改變…… 60
專欄 這種時候吃什麼才有效？肉體疲勞篇…… 62

第3章 不會讓營養素流失的最強料理法

「切、煮並泡在水中」會讓菠菜的維生素大量減少！…… 64
胡蘿蔔不連皮一起吃就沒意義？…… 66
味噌是營養素的寶庫！每天喝味噌湯常保健康…… 68
能引導出美味的蔬菜切法…… 70
芝麻不磨的話健康效果就是0!?…… 72
沙拉就算淋了無油沾醬，營養也不容易吸收…… 74
保持鮮度的食材保鮮法，以及會讓食材劣化的保存法…… 76
花蜆的烏胺酸如果冷凍過後會增加8倍…… 78

生薑加熱後的藥效成分不同……80
白菜應該要先從內側開始吃……82
植化素煮成湯可以更有效率地攝取……84
丟掉太浪費了！蔬菜的葉、莖、皮、種子……86
專欄 這種時候吃什麼才有效？很多男性會有的症狀篇……88

第4章 五大營養素及強大功能

碳水化合物是什麼？……90
為什麼醣類攝取過多會變胖？……92
構成皮膚、肌肉等的最強營養素「蛋白質」……94
常聽到的胺基酸究竟是什麼？……96
「脂質」對減肥來說超重要！……98
對身體好的油是怎樣的油？……100
把腸內環境整頓到最棒狀態的膳食纖維……102

大便很臭是因為腸子充滿壞菌！…… 104
維生素有什麼作用？…… 106
綠黃色蔬菜的營養若透過用油料理可提升吸收率…… 108
堅果或酪梨是最棒的抗老食材…… 110
將醣類轉變成熱量所使用的維生素是？…… 112
肝及牛乳等對減肥跟美肌都有效…… 114
吃鰹魚的敲漬魚膾就不會宿醉!?…… 116
檸檬不是維生素C之王！…… 118
讓癌症遠離你的維生素界「王牌」…… 120
礦物質是怎樣的營養素？…… 122
每天進行15分鐘的日光浴，就能讓骨骼和牙齒強壯…… 124
頭昏及倦怠是因為運送氧氣的「搬運工」不足？…… 126

第1章

知道賺到的「營養」這件事

了解營養素來讓自己跟家人變得超健康

守護生命、維持健康所需的「五大營養素」

我們是為了什麼而進食的呢？最大的目的當然是為了維持生命，但吃的目的不是只有這個才對。透過食物多變的味道、香氣、顏色、口感，讓我們的進食變得愉快，並能過著更健康而豐富的生活，所以我們才需要每天進食。

生物從體外攝取維持生命所必需的物質並加以利用，這一連串行為便稱為「營養」。而食物所含的物質中，跟生命活動有緊密關聯的就稱為「營養素」。

營養素之中**提供讓身體運作的能量，也能建構身體的素材便是「碳水化合物（醣類）」「脂質」「蛋白質」**。這是我們要活下去絕對不可缺少的營養素，因此稱為「三大營養素」。**再加上可以幫助其他營養素發揮作用、整頓身體狀況的「維生素」及「礦物質」，就是「五大營養素」。這些營養素各自發揮機能，使得生命活動可以順暢維持下去。**

其他還有一種叫「膳食纖維」的碳水化合物，或是讓身體不易生病的「植化素」，還有位於腸道協助全身健康的「乳酸菌」等，各種成分和物質維持著我們身體的健康。

五大營養素的種類及作用

五大營養素

三大營養素

碳水化合物

人類可以消化的「醣類」及不能消化的「膳食纖維」總稱。會分解為葡萄糖，成為主要的能量來源。

膳食纖維

醣類

蛋白質

在肝臟分解為胺基酸，並成為製造肌肉或內臟、血液等的材料，大致可分成植物性及動物性。

脂質

在體內可以更有效率產生能量，並製作出荷爾蒙、神經組織，維持健康。

微量營養素

維生素

可分為脂溶性跟水溶性，幫助三大營養素發揮作用。人體幾乎沒有辦法自己合成。

礦物質

也被稱為「無機鹽」，可以調整骨頭及牙齒的形成及體內水分的量，但是過度攝取反而會造成失衡。

成為能量來源

醣類及蛋白質1克約可產生4大卡，脂質為9大卡，膳食纖維為2大卡的能量。

合成身體組織

合成出皮膚及酵素、荷爾蒙等體內各個部位，其中蛋白質跟體內所有的合成都有關。

調整身體狀況

協助體內各機能順暢。是肌肉收縮、皮膚或內臟代謝作用等不可或缺的營養成分。

這些都是真的嗎？跟營養有關的恐怖都市傳說

擁有正確知識，不再隨假消息起舞

現代人對健康及美容更加積極了解，媒體也每天都會報導「吃了○○就會變瘦！」「○○可以預防癌症」等各種健康資訊。但是這之中包含了**還沒有充分科學根據的消息、網路或社群網站上散播的半都市傳說等可信度低的消息。**

舉例來說，現在限醣減肥法成為熱門話題，可以看到有些消息說「只要不吃飯，吃多少肉都可以」。這點第2章後也會再提到，理論上，控制醣類（飯）就可以降低體脂肪，這樣說是沒錯，但是**「不管吃多少肉都可以」就是天大的誤會了。攝取過多肉的話，血裡的中性脂肪或壞膽固醇會增加，連帶造成肝臟及腎機能負擔的風險。**儘管如此，消息本身卻這樣完全無視重大風險，如果隨意接受了這種只強調好處的消息，是非常危險的。

為了不被可疑的健康資訊耍得團團轉，首先要了解跟營養相關的正確知識。先掌握營養的運作模式及適當攝取量這些應該知道的事，再活用知識來取捨出正確資訊，是相當重要的。

不應過度信任模糊的資訊

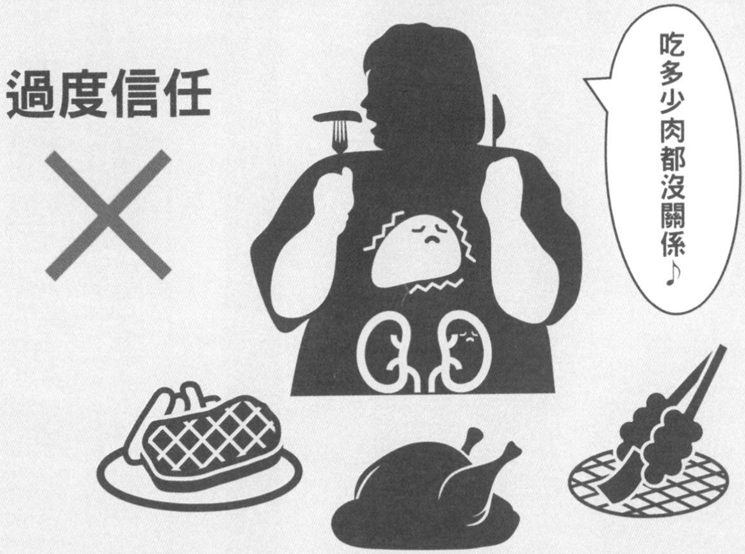

關於醣類限制，雖然有人說不論吃多少肉都不會變胖，但如果沒思考過就照單全收而只吃大量的肉，就會讓血脂增高，並對肝臟或腎臟造成很大負擔，有造成機能惡化的危險性。

只接收到正面資訊，然後自己決定飲食方法是很危險的。確實地使用正確知識吧！

卡路里過多會營養不良？注意新型營養失調！

修正偏食生活

這個時代只要到城鎮上，24小時都能取得食物，但**卻有驚人報告顯示，營養不良的人反而增加，特別是年輕世代。**飲食生活豐富的現代為什麼還會發生這樣的問題呢？**完全仰賴便利商店或速食的飲食，免不了會有過度攝取醣類和脂質的傾向。**因此，蛋白質和維生素、礦物質不足，就引發了「明明攝取了卡路里卻營養不良」的狀態。

舉例來說，「維生素B_1」是醣類在轉換成能量時運作的營養素。偏好攝取醣類的飲食生活，就會經常消耗許多維生素B_1而導致不足。因此醣類就不能轉為能量，人變得容易疲乏，產生腦袋迷糊等症狀。其他像讓眼睛細胞運作的「維生素A」不足的話會有「夜盲症」、紅血球原料的「鐵質」不足的話就會「貧血」、製造骨頭的「鈣」不足就會引起「骨質疏鬆症」。

由於這與以前因為糧荒所造成的營養不良有不同的原因，**因此又稱「新型營養不良」「隱性營養失調」，是現代的營養不良。讓我們重新審視偏食或營養均衡，真正過上豐富的現代飲食生活吧！**

維生素、礦物質的缺乏

歐美式飲食逐漸成為現代人飲食生活的一部分，容易使得維生素、礦物質不足。我們選出幾種這類營養素來說明，如果不足的話會引起怎樣的症狀。另外，也介紹這類營養素含量豐富的食物。

維生素A

缺乏的話……

會有角膜乾燥（嬰幼兒期）、
夜盲症、
發育障礙（成長期）、
容易感染傳染病等

就吃這些吧

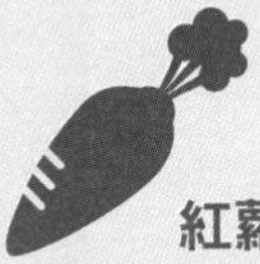

紅蘿蔔

黃麻　鰻魚

肝　奶油

維生素B_1

缺乏的話……

會有腳氣病、
魏尼克腦病(Wernicke-Korsakoff syndrome)、
容易疲倦等症狀

就吃這些吧

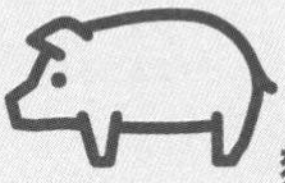

豬肉

糙米　鱈子

海苔　鰻魚

維生素C

缺乏的話……

會有敗血病、
牙齦出血等

就吃這些吧

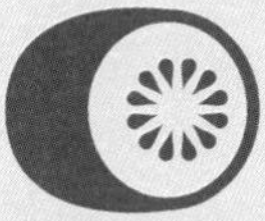

奇異果

紅色甜椒　蕪菁葉

檸檬

鐵質

缺乏的話……

會有缺鐵型貧血、運動機能跟認知功能低下、無力感等

就吃這些吧

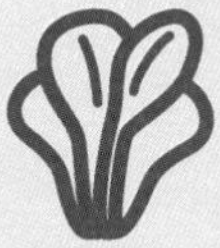

菠菜

蛋黃　芹菜

黃麻　小魚乾

鈣

缺乏的話……

會有骨質疏鬆症等

就吃這些吧

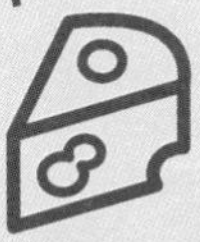

起司

牛乳　菠菜

小魚乾　小松菜

黃豆製品

鋅

缺乏的話……

會有味覺異常、
免疫力低落、
男性性能力低落等

就吃這些吧

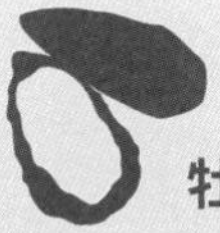

牡蠣

肝　鰻魚

赤身牛肉

什麼是最棒的營養均衡？

有主食、主菜、配菜這3盤是基本

我們一天要攝取多少營養會比較好呢？根據日本厚生勞動省發表的「日本人飲食攝取標準」，標示出各年齡、性別每日必需的營養攝取量。除了「建議量」「基準量」「最低目標量」以外，針對過度攝取會產生問題的營養素還訂定「可攝取上限量」。為了維持健康及預防現代文明病，要如何吃、吃什麼也成為基準。

話雖如此，也不需要在每天的飲食中一一確認這些數值，只要知道維持營養均衡的訣竅，就可以不偏頗地攝取必要營養素。這個祕訣就是**組合「主食」「主菜」「配菜」來組成每餐菜單**。透過像飯或麵包這類的主食來攝取碳水化合物；透過肉及魚、黃豆製品等主菜來攝取蛋白質和脂質；透過蔬菜或根莖類、海藻等配菜來攝取維生素及礦物質等，**只要有這三項食物，就能無遺漏地囊括人體不可或缺的五大營養素。**

更好執行的菜單是將營養素的作用分成六個類別的「六大基礎食品」（P17表1），具體食品分為主食、主菜、配菜、牛乳、乳製品、水果。以每日攝取量為單位顯示出的「飲食均衡指南」（參考日本農林水產省網頁）也值得參考。

六大基礎食品群

各食品群各選出１、２項，一天努力攝取30樣就能讓營養均衡。

紅群
主要會成為血液及肌肉的來源

1群 製造蛋白質較多的肌肉或血液、骨頭

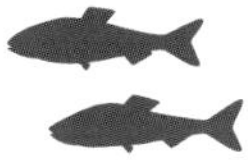

魚、肉、蛋、黃豆製品

2群 多鈣、製造骨頭和牙齒

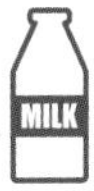

牛乳、乳製品、海藻、小魚

綠群
主要用於調整身體狀況

3群 維生素A很多、保護皮膚和黏膜

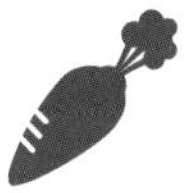

黃綠色蔬菜

4群 維生素C及礦物質多，整頓身體狀況

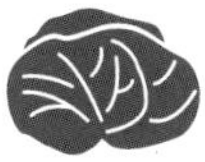

單色蔬菜、水果

黃群
主要是能量來源

5群 碳水化合物多，成為能量來源

米、麵包、麵類、根莖類、砂糖類

6群 脂質多，成為能量來源

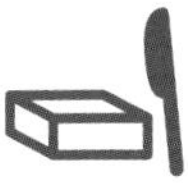

油脂、脂肪多的食品

表1

做成便當的話……

理想的均衡是……

主食：配菜：主菜=3：2：1

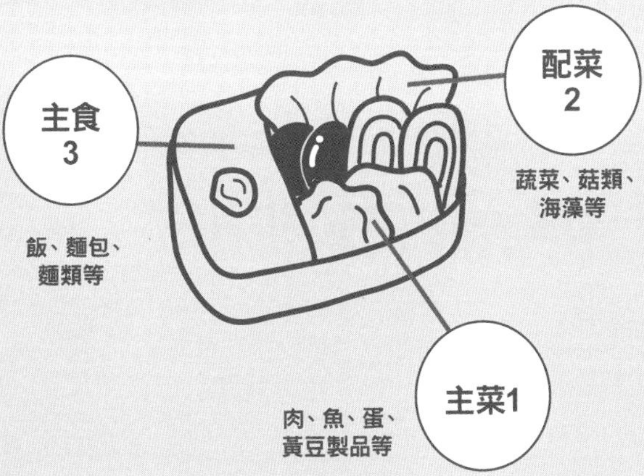

基本上主食、配菜、主菜各有一項且適量，主材料跟料理法儘量不要重覆，就比較容易保持均衡。

這種時候吃什麼才有效？

女性常見的生理不順篇

Q1. 特別是生理期應該積極攝取
對貧血有效的是？

A 韭菜炒肝臟 vs. B 酒蒸蛤蜊

答 B

雖然鐵質豐富的肝是貧血的經典選項，但是很多人不愛吃，烹調也有點麻煩。這種時候推薦吃蛤蜊或蜆。貝類也含有鐵質跟被稱為「造血維生素」的維生素B_{12}，是最適合貧血的。

Q2. 讓體溫上升、身體健康
對手腳冰冷有效的是？

A 蔬菜咖哩 vs. B 薑紅茶

答 B

吃咖哩會流很多汗，一時間會讓身體變暖，但是汗變乾之後反而會讓身體變冷，要讓身體溫暖、促進代謝的話，薑是最好的。市售的生薑泥使用起來會便利許多。

Q3. 不想要心情煩躁！
要抑制煩躁需要什麼呢？

A 日式冷豆腐 vs. B 牛乳

答 A

人們常說心情不好的話，最好要多攝取鈣質，實際上也需要鎂。豆腐等黃豆製品可以一次攝取鈣和鎂，所以只要吃一道菜就能有效攝取。

第2章

營養素的真相

小時候是瘦子的人，長大也不會變胖？

脂肪細胞愈多的人愈是肥胖

你知道幼兒期的生活習慣，與將來是否容易變胖有很大關聯性嗎？**本來肥胖就是人類身體裡堆積脂肪的「脂肪細胞」數量增加、肥大造成的。**而一般認為，脂肪細胞的數量大約3歲之前就會固定下來。幼兒期如果攝取過多營養的話，脂肪細胞的數量就會急速增加，就算變瘦了數量也不會減少。換言之，**幼兒期肥胖的話，就會有相對較多的脂肪細胞，變成大人後也是容易發胖的體質。**「因為是小孩所以吃多少都沒關係」是大大錯誤的觀念。肥胖也是造成很多文明病的原因，正因為是成長期，才更應該用心過著均衡的飲食生活及培養適度的運動習慣，不讓脂肪細胞過度增加，這對將來的健康也很重要。

另一方面，幼兒時瘦的人也不能掉以輕心。最近根據研究，發現吃太多或運動不足持續累積脂肪的話，**大人也會生出新的脂肪細胞**。無關小時候的體型，只要持續運動不足或能量過多的生活習慣，就會讓脂肪細胞增加，變成易胖體質的風險很高。

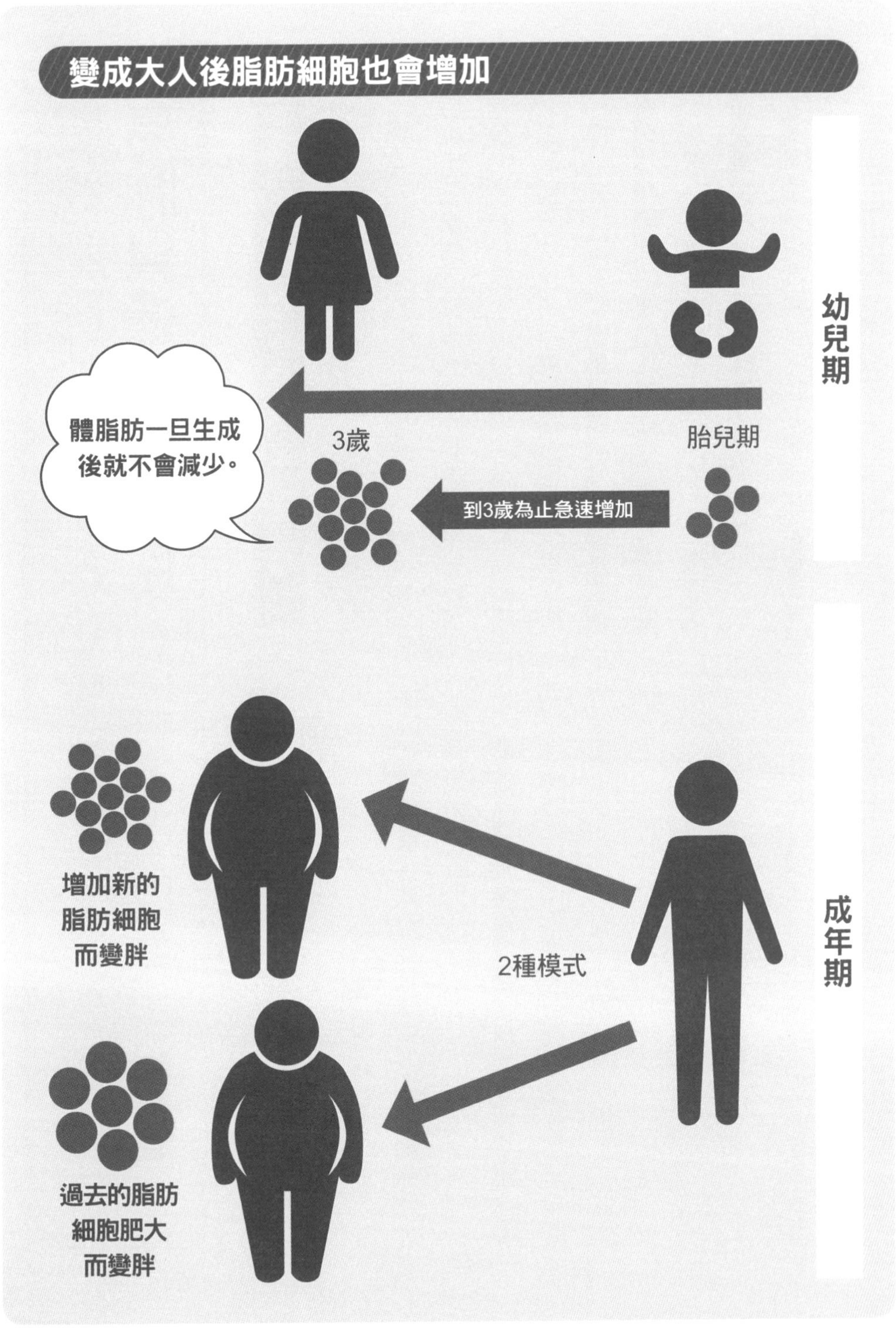
變成大人後脂肪細胞也會增加
幼兒期
體脂肪一旦生成後就不會減少。
3歲
胎兒期
到3歲為止急速增加
成年期
增加新的脂肪細胞而變胖
2種模式
過去的脂肪細胞肥大而變胖

雙親肥胖的話小孩也會胖？易胖與遺傳的關係

肥胖的原因比起遺傳更重要的是生活習慣

如同前述，肥胖跟脂肪細胞的數量有很大的關係，但變胖的原因還有很多。常聽到的是父母給孩子的「遺傳」，確實小孩可能會遺傳雙親的易胖體質，例如父母的體質若為不易代謝攝取到的能量，那麼很有可能小孩也會遺傳，導致易胖體質。**但是我們無法這樣直接把遺傳與小孩肥胖的原因連結起來。**特別是雙親跟小孩都一樣胖的情況，比起遺傳，將**環境＝生活習慣視為原因更為自然。**是不是平時常吃外食或外面煮好的熱食，或是讓小朋友自由吃他想吃的零食，過著混亂的飲食生活呢？另外，是不是家族在假日團圓時，會在家裡靡爛地看電視或玩電動，再加上運動不足呢？大人、小孩都把這樣的生活習慣當作理所當然的話，就和體質或遺傳沒有關係，全家都得煩惱肥胖問題也是正常的。

把肥胖原因歸咎於體質或遺傳是不對的！首先該由雙親冷靜地檢視自己的飲食生活及生活方式，是否有造成變胖的傾向，這是很重要的。

為什麼會變胖呢？

變胖過程的圖解

消耗能量＜攝取能量

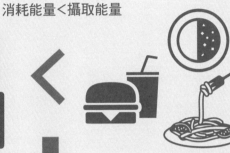

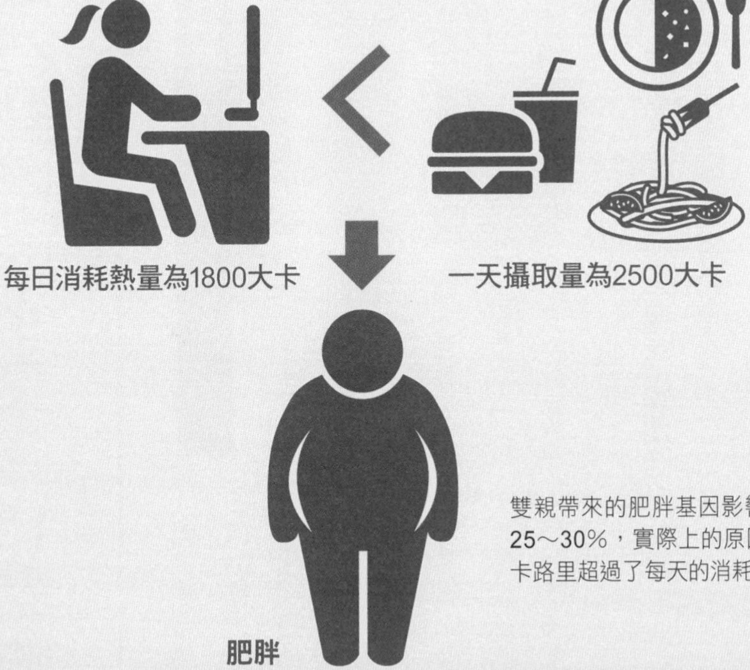

雙親帶來的肥胖基因影響據說有25～30%，實際上的原因是攝取卡路里超過了每天的消耗量。

重新整頓生活習慣是很重要的

均衡飲食

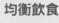

肥胖的原因幾乎都是混亂的生活習慣造成的。改善生活習慣是很有效的減重對策。

比起21點吃的水果，15點的蛋糕更好

注意吃甜點的時間

甜食很容易被視為肥胖的大敵，但如果注意吃的時間，就算是塗滿奶油的蛋糕或巧克力，也不需要一味地避如蛇蠍。

人體內有個負責增加脂肪的「BMAL1」蛋白質。已知一天中代謝狀況最好的時段是起床後的5～6小時，此時BMAL1會減少。換言之，以一天的時間帶來說，就是多吃一點也不容易變成脂肪的時間。**要吃甜食的話，建議享用午餐附贈的甜點或下午茶。**相反地，傍晚時BMAL1就開始增加，體內也容易增加脂肪。除了甜食以外，即使是印象中很健康的水果，也含有很多和體脂肪有直接關聯的果糖，所以注意不要攝取太多。**以不易變胖來說，請記得比起晚餐後的水果，下午3點時吃蛋糕當下午茶還來得更好吧！**

不僅是甜食，晚餐也最好早點吃完，理想是在起床後的12個小時以內。時間過晚的話，身體會進入休息模式使代謝能力變得遲緩，因此就會變得容易發胖。

重要的是進食的時間點

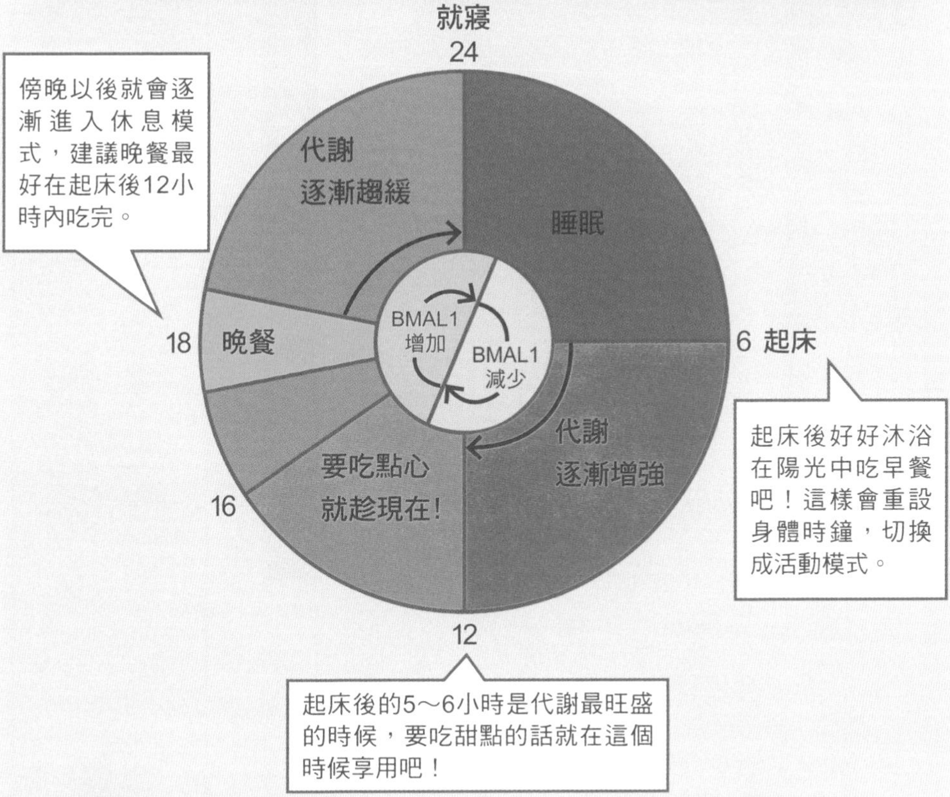
就寢
24
傍晚以後就會逐漸進入休息模式，建議晚餐最好在起床後12小時內吃完。
代謝
逐漸趨緩
睡眠
BMAL1
增加
BMAL1
減少
18
晚餐
6 起床
代謝
逐漸增強
要吃點心
就趁現在!
16
起床後好好沐浴在陽光中吃早餐吧！這樣會重設身體時鐘，切換成活動模式。
12
起床後的5～6小時是代謝最旺盛的時候，要吃甜點的話就在這個時候享用吧！

甜點就在白天吃

甜食等甜的東西就在不易轉成脂肪的時間帶吃吧。

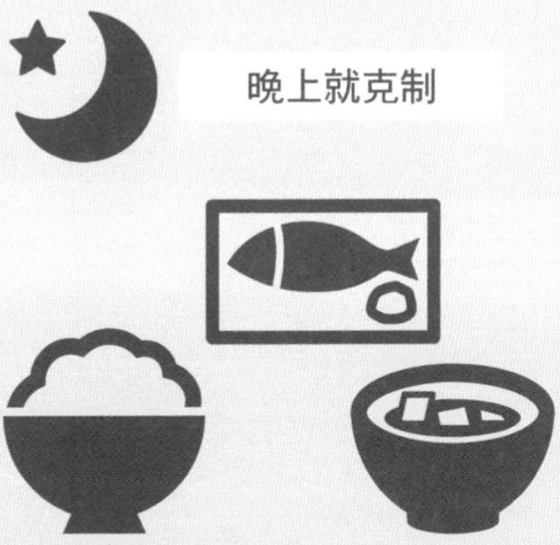
晚上就克制

克制包含醣類在內的食物，以易消化的食物為主，不應過度進食。

「先吃飯」很危險？吃的順序也要注意

不想變胖就「先吃蔬菜」的意思是？

就算菜單相同，吃的順序造成易胖的程度也有很大差別，關鍵在於血糖值。

只要進食，食物中所含的醣分就會從小腸吸收，醣分進入血管後就會讓血糖值上升，接著胰臟就會分泌「胰島素」。胰島素作用後，醣分會吸收到體內細胞，並儲存在肝臟跟肌肉裡，被當作能量來源利用。順帶一提，一口氣吸收太多醣分的話，血糖就會急速上升，**胰島素如果來不及發揮作用，就會產生多餘的醣分。**多出來的醣不會馬上被當成能量利用，而是會被吸收進名為「中性脂肪」的脂肪細胞裡，並逐漸造成肥胖。

為了防止這樣的狀況發生，醣類含量多的飯跟麵包等主食就慢點吃，**「先吃蔬菜」的策略是有效的**。蔬菜含有的膳食纖維會讓醣分吸收速度趨緩，可以**抑制血糖值上升的速度，也防止醣分變成中性脂肪**。

如果血糖值急劇地反覆上升下降，最終胰島素的效果會變差，也有引發糖尿病的危險性……所以希望大家都可以習慣先吃蔬菜，不只是為了減肥，也是為了預防糖尿病。

吃的順序會讓血糖值的變化不同

進食順序的影響

身體健康的受測者從白飯、沙拉、主食等不同順序來進食時，個別血糖值的變化如下。以「白飯→沙拉→主菜」的順序進食，血糖值的上升率是最高的。

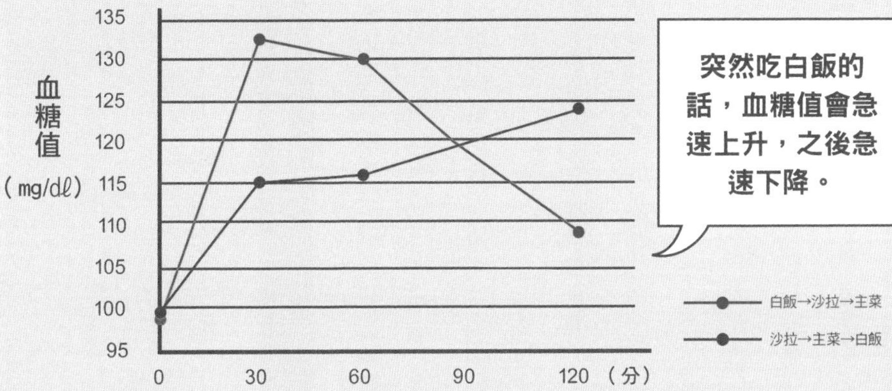

沙拉有無的影響

不吃沙拉而只吃白飯的話，可知血糖值一開始就會變高，30分鐘後雖然不會有太大改變，但60分鐘後會產生20mg/dl的差距，差異一目瞭然。

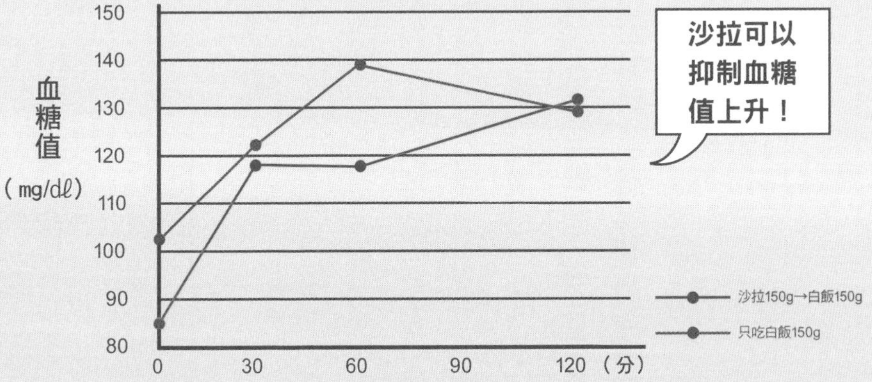

出處：本表根據古賀克彥（2016）「進食順序對血糖值的影響」，《長崎女子短期大學紀要》40，p.70-74製作。

「喝多少水都可以」是謊話

攝取量和排出量要保持平衡

水是維持生命不可或缺的東西。除了保持身體機能外，也可以軟化糞便並防止便祕、讓血液變清預防腦梗塞及心肌梗塞等，從各方面協助我們守護健康。

即便如此，**也並非可以無限制地喝水**。許多健康法或美容法會建議一天要喝幾公升，但需要注意的是，我們不可忽視過度喝水所造成的問題。舉例來說，喝過多的冷水會讓身體發冷，引發下痢等腸胃不適的症狀。對腎臟造成負擔的話會造成水腫，而為了排出更多的尿會使得血壓上升，造成水中毒等，**反而要擔心對身體造成嚴重的影響**。

需注意的是不要打亂攝取量與排出量的平衡，注意適當的水分補給。以成人來說，流汗及呼吸、排便而排出的水分，一天約有2.5公升，水分攝取量則以此為基準。除了進食外，每天的目標大約是另外喝下1.5公升的水。

還有一件需要注意的事，咖啡及酒精等有利尿作用的飲料，會讓**水分排出量大於攝取量，所以不能算是水分攝取量**。

水的角色

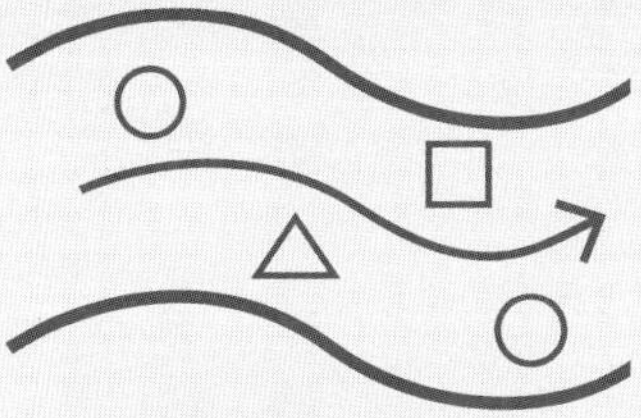

搬運各種營養素

搬運營養素及氧氣等所有物質，也會排出老廢物質等不必要的東西。

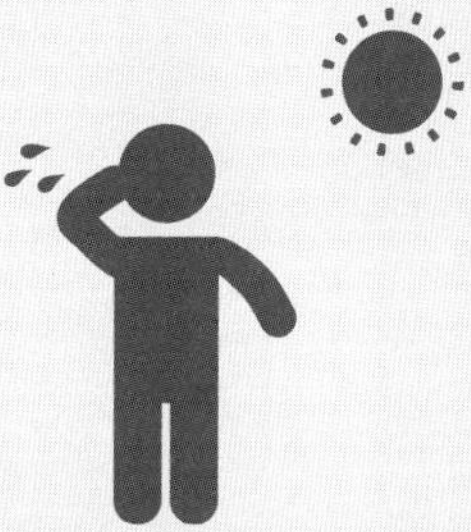

讓體溫保持恆定

運動等活動會使體溫上升，此時皮膚就會透過排汗並蒸發來釋放熱能，讓體溫下降。

維持體內環境

維持正常新陳代謝所需要的體液狀態，並幫助消化及吸收等身體機能。

水分攝取過度的影響

過度喝水的話，會使得水分從細胞滲出，而造成水腫。體內的鈉濃度變淡也會造成頭痛不已，嚴重的情況還會引發呼吸困難及意識不清而造成水中毒。

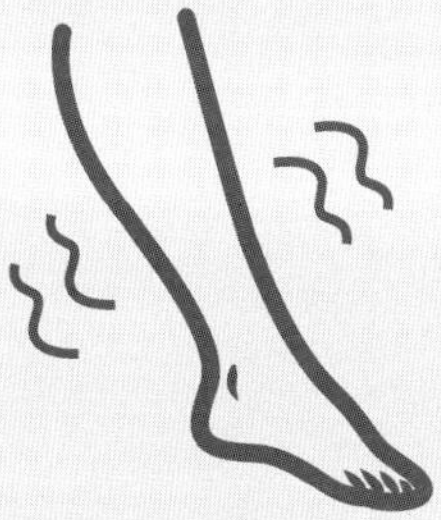

水腫

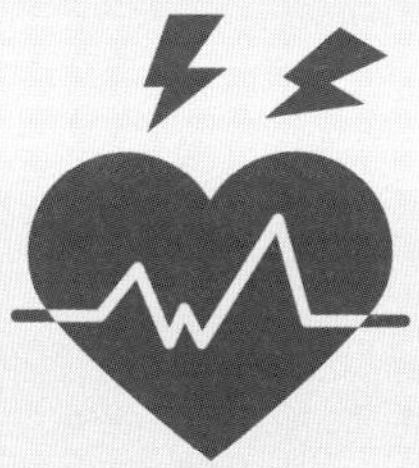

高血壓

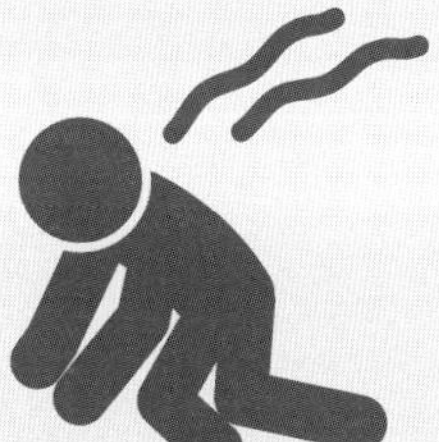

水中毒

就算沒辦法活著抵達腸道，也會好好工作的乳酸菌

整頓腸胃環境，打造不會輸給疾病的身體

乳酸菌存在於優格或味噌、醃漬物等各種發酵食品中。**所謂的乳酸菌，是指所有會在腸道內分解醣類並製造乳酸的細菌。**乳酸菌是棲息在腸道內的「益生菌」代表，可以抑制食物殘渣腐敗，防止有害物質產生，也會抑制如大腸菌等有害病原性「壞菌」繁殖，負責整頓腸道、保持體內環境正常。

順帶一提，乳酸菌配方的食品或健康食品廣告，有些標語會標榜「可以把活著的乳酸菌送進腸道」，但難道乳酸菌沒有活著進入腸道，就沒有意義了嗎？確實一般食物中所含的乳酸菌，在加熱烹調或胃酸的影響下，抵達腸道之前就幾乎死光了。但即使是這些沒辦法活著抵達腸道的乳酸菌，事實上也負責了很重要的工作。**死掉的乳酸菌在腸道中會成為其他益生菌的食物，讓益生菌的數量增加，對改善腸道環境有所幫助。**

並且乳酸菌的活躍不只對整腸有幫助，乳酸菌還可以**讓免疫細胞活性化，也可以抑制過敏原物質**，是在腸道內守護我們健康的可靠夥伴。這就是乳酸菌的真實面貌。

死掉了也沒問題！

幾乎所有乳酸菌在抵達腸道之前就會被胃酸殺死，雖然一般人容易覺得沒有活著抵達腸道就沒意義，但死掉的乳酸菌也可以成為益生菌的食物，可以改善腸道環境。

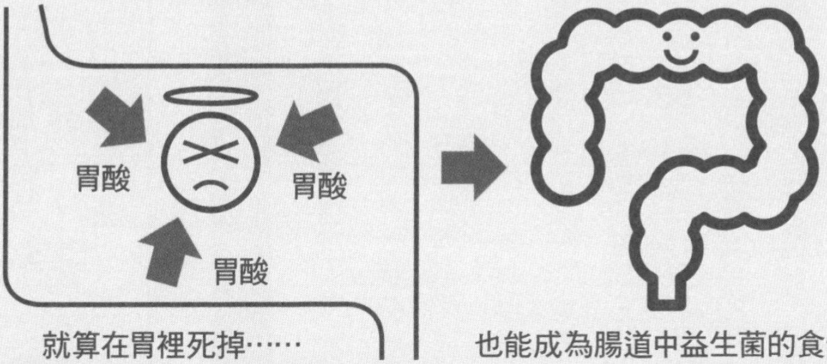
胃酸
胃酸
胃酸
就算在胃裡死掉……
也能成為腸道中益生菌的食物!

乳酸菌的種類

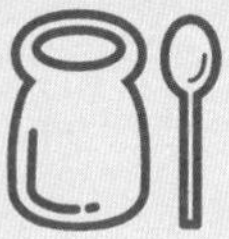

優格不可或缺的

保加利亞乳桿菌

死菌也能成為腸內乳酸菌或益生菌的食物，促進其增殖。

UP

死後反而威力加乘!

糞腸球菌

比起活菌，加熱殺菌後反而可以期待免疫效果提升。

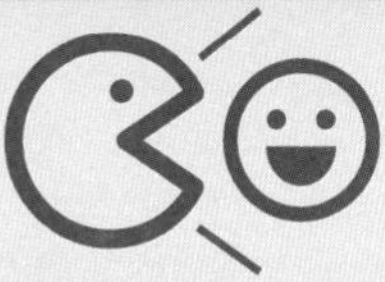

守護口腔及腸內環境的

嗜酸乳桿菌

本來就存在於口腔及腸道裡，可以製造出預防口臭，保護皮膚和指甲、頭髮健康的生物素。

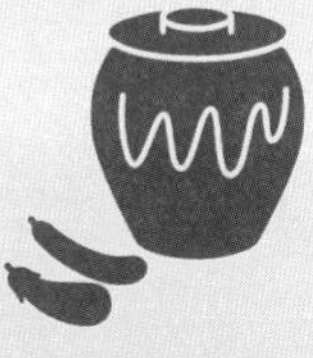

從京都的醃漬物中發現的

短乳酸桿菌

擁有旺盛的生命力，因為可以在腸道內活著，可望改善腸道環境。

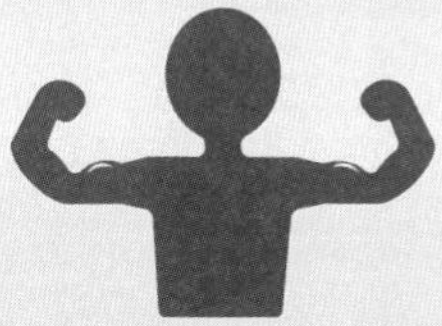

對抗幽門螺旋桿菌的

LG-21乳酸菌

號稱可以活著抵達腸道，持續攝取的話有讓幽門螺旋桿菌減少的效果。

減輕花粉症症狀的

代田菌

不僅可以改善腸道環境，據說還能提高免疫力，減輕花粉症或過敏症狀。

什麼是既非益生菌也非壞菌的中性菌？

決定腸道環境好壞的關鍵角色

人的腸道裡有數百種以上、數量可達100兆的細菌，這些細菌集團被稱為「腸道菌群（Gut Flora）」。腸內細菌大致可分成乳酸菌或比菲德氏菌等對健康有益的「益生菌」，以及帶有病原性、可能會造成各種感染或是癌症等疾病的「壞菌」。而不屬於任何一種的就叫做「中性菌」。雖然每個人有所不同，但一般健康的腸道環境中，**腸道菌群是由20%益生菌、10%壞菌、70%中性菌的比例所構成。**

提到腸道環境時，很容易只注意到益生菌跟壞菌，但**掌握腸道環境好壞的關鍵是中性菌**。現在已知中性菌介在益生菌跟壞菌之間，並對優勢的一方產生作用。益生菌如果獲得優勢，則有好作用的中性菌會增加，改善腸道環境；而壞菌如果變多，則壞作用的中性菌也會隨之增加，讓腸道環境惡化。

所以**如果想讓中性菌成為夥伴，只能抑制壞菌繁殖，讓益生菌獲得優勢。**為此，除了乳酸菌外，攝取蔬菜、菇類、豆類跟海藻等膳食纖維多的食物很有效，膳食纖維跟乳酸菌一樣，可以成為益生菌的食物，讓益生菌增加。

把中性菌變成夥伴

健康人類的腸內細菌理想比例為20%益生菌、10%壞菌、70%中性菌。中性菌會觀察益生菌跟壞菌，幫忙占優勢的一方，所以需要讓益生菌一方變強。

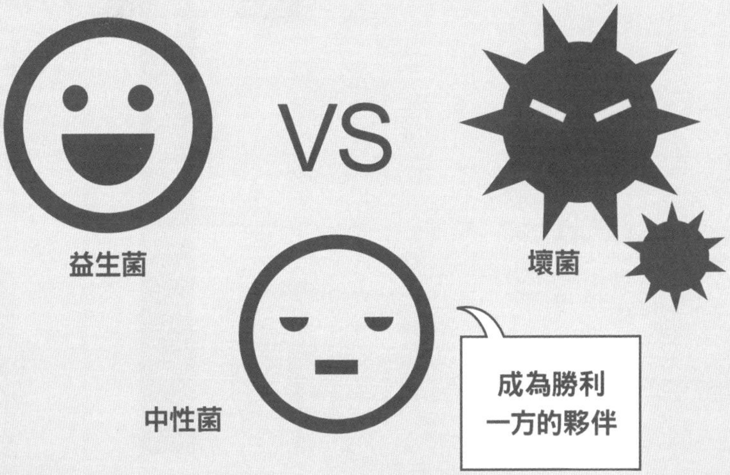

持續吃就能改善腸道環境

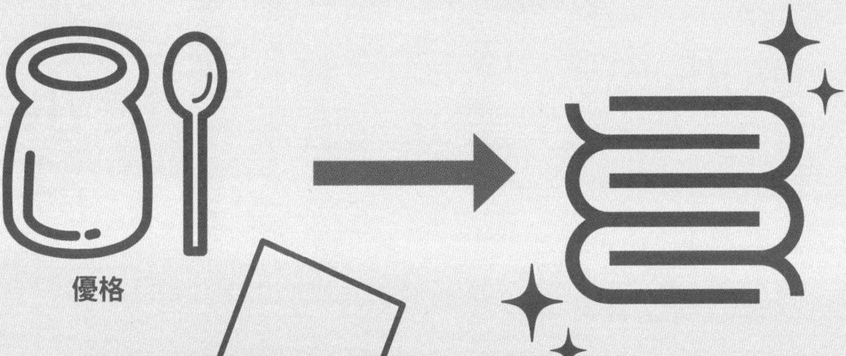

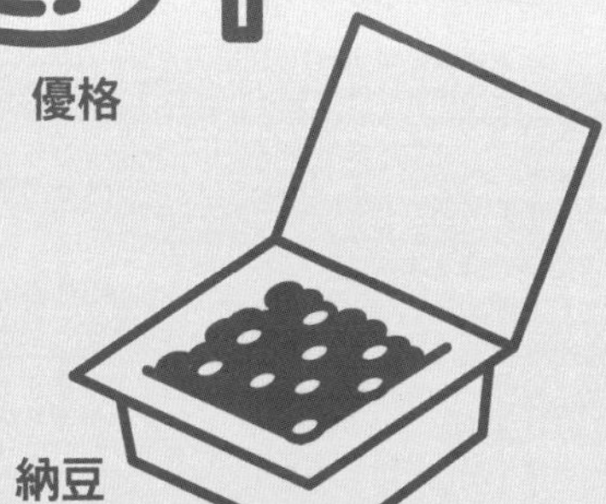

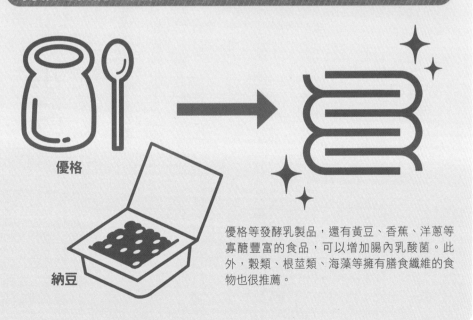

優格等發酵乳製品，還有黃豆、香蕉、洋蔥等寡醣豐富的食品，可以增加腸內乳酸菌。此外，穀類、根莖類、海藻等擁有膳食纖維的食物也很推薦。

多酚的效果只能持續2～3小時

勤奮攝取可有抗衰老效果

植物擁有色素、香氣跟苦味等「植化素」，多酚屬於其中一種，並以**優秀的抗氧化作用為人所知**。抗氧化作用意思是指抑制「活性氧」運作，而活性氧則會促進內臟及血管、皮膚等老化。所以如果積極攝取含有多酚的食品，可以減輕活性氧對身體的損害，達到抗衰老效果。

多酚易溶於水，有容易被身體吸收的特性，攝取約30分鐘後就能產生抗氧化作用。多酚很快就能發揮效果，被排出的速度也快，效果一般被認為可**持續約2～3小時**。所以**每日勤奮攝取多酚是很重要的**。

多酚有約5000種以上的種類，最具代表性的是紅酒及藍莓中含有的「花青素」、綠茶及紅茶含有的「兒茶素」、巧克力的原料可可豆中含有的「可可多酚」、蕎麥中的「芸香苷」、黃豆中的「異黃酮」等。只要每次吃飯時都食用一點這些食物，就能讓多酚的抗氧化作用不斷持續。

含有多酚的食材

多酚是很多植物中存在的色素或苦味、澀味的由來。它擁有可以讓造成老化或癌症、文明病的源頭「活性氧」消失的抗氧化作用，所以可以有效保持年輕、健康。

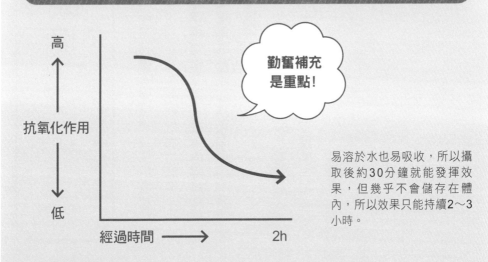

效果只有2～3小時

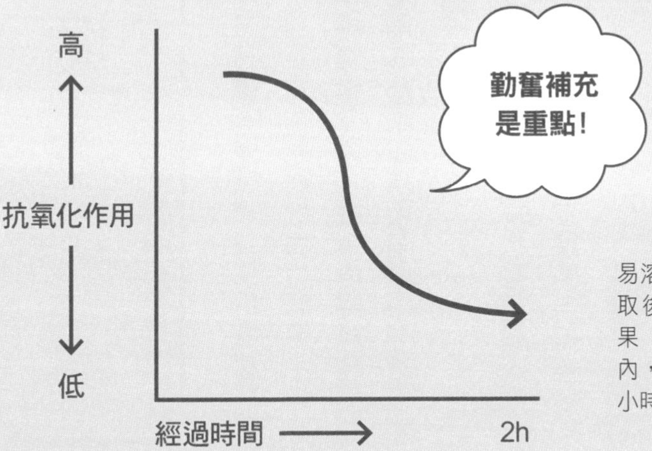

易溶於水也易吸收，所以攝取後約30分鐘就能發揮效果，但幾乎不會儲存在體內，所以效果只能持續2～3小時。

疲倦的時候吃甜食是反效果!?

醣類攝取過度反而會更加疲勞

是否很多人會覺得，**疲憊時可以吃甜食**呢？其實那只能對付**能量耗盡一時性的疲勞，如果一直胡亂吃甜食，反而會造成反效果**。

甜食含有的醣類會在體內轉換成葡萄糖再進入血中，提升血糖值，如果要讓血糖下降，就要分泌胰島素，所以一次吃很多醣類的話，就會讓血糖值急劇上升，而為了讓它下降，就得分泌比正常量還多的胰島素，結果讓血糖值下降，導致低血糖。如此一來，**讓腦運作的必要葡萄糖也跟著減少，能量無法抵達大腦，就會出現想睡、疲倦等症狀。**因此過度攝取醣類的生活如果一直持續，會變得無法調整正常的血糖值，最後就是經常處於低血糖狀態。如此一來，**自律神經就會失衡，產生疲勞感和倦怠感、思考力跟集中力低落，覺得煩躁不安等各種不舒服的情況**。

為了不陷入這種惡性循環，要注意不要攝取過多醣類，也要攝取能轉換醣類（葡萄糖）的維生素B_1（參照P. 112～113）。醣類是人類活動不可或缺的能量來源，但要注意別吃太多了。

醣類過多導致低血糖的模式

疲勞時想要能量，不小心就會想吃甜食，但吃太多是不行的。為了不陷入惡性循環要加以注意。

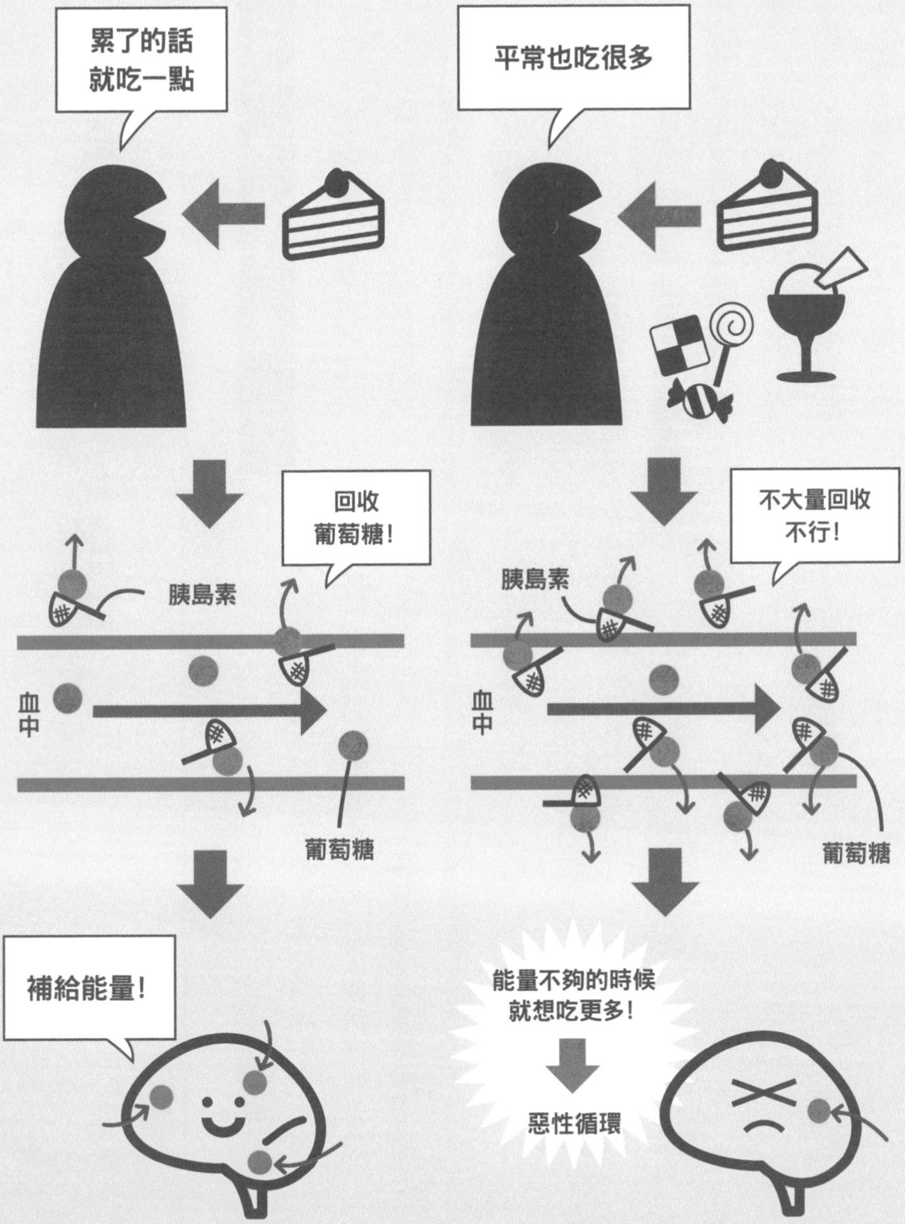

給小孩吃速食是NG的嗎？

以不養成習慣為前提去享受速食是OK的

「不想給小孩吃高卡路里的速食！」愈是熱衷於飲食教育的家長們，愈是會這樣想吧？但是對**成長期的孩子來說，比起卡路里，更重要的是營養均衡**。均衡攝取「蛋白質（Protein）」「脂質（Fat）」「碳水化合物（Carbonate）」三大營養素很重要。**這三個字首合稱「PFC平衡」，以此原則來選擇菜單的話，即使是速食也可以健康享受**。

舉例來說，漢堡和薯條、飲料的套餐是漢堡店的固定組合，但這樣的套餐中脂質會有點過多，如果把薯條換成沙拉、飲料換百分之百的蔬果汁或茶，就能成為平衡性不錯的組合。

雖說如此，只要不是太常吃速食，倒也不需要太神經質。PFC平衡只要以每天為單位去考慮就可以了，所以**在店裡可以選擇孩子喜歡的菜色，調整其他時間的飲食平衡即可**。

雖說習慣速食並不好，但如果過度限制也是NG。小孩長大後產生反彈，反而對速食產生強烈執著也說不定。

平衡不變？

健康飲食中三大營養素：蛋白質（P）、脂質（F）、碳水化合物（C）三者的平衡很重要。舉例來說，和風漢堡雖然有著比較健康的印象，但以「PFC平衡」來考慮的話，跟速食幾乎沒有差別。

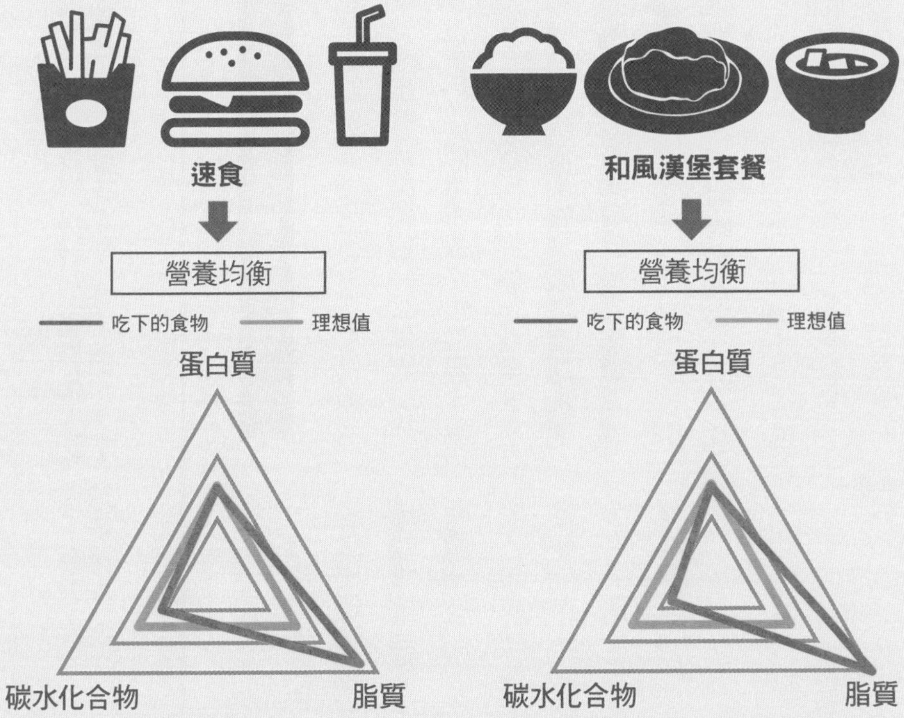

可替換成平衡性較好的飲食

並非粗食和和食就代表健康

平均壽命延長是託飲食習慣歐美化之福

和洋食比起來，日本食物有比較健康的印象，但實際上並不能這麼斷言。必須看如何均衡攝取健康飲食的三大營養素：蛋白質、脂質、碳水化合物。舉例來說，白飯、味噌湯、燉蔬菜等**樸素的傳統日式食物，雖然看起來卡路里低而很健康，但因為蛋白質和脂質很少，可能不是最理想的營養平衡。**

隨著飲食習慣歐美化，得到文明病的日本人數量增加是事實。特別是洋食含有大量脂質，使得攝取能量占比年年增加，也是40歲以下的肥胖與代謝症候群、動脈硬化、糖尿病、癌症等風險提高的主要原因。但同時我們也不能無視飲食習慣歐美化所帶來的恩惠，**多吃乳製品及肉類使得日本人的營養狀態改善，變得比較能抵抗疾病，這對平均壽命延長有很大的貢獻。**

如果回到過去的飲食習慣，並不會變得比較健康。選擇日式食物及洋食各自有優點，適量食用各式各樣的食材，均衡組合，才是過著健康飲食生活的要訣。

飲食均衡很重要

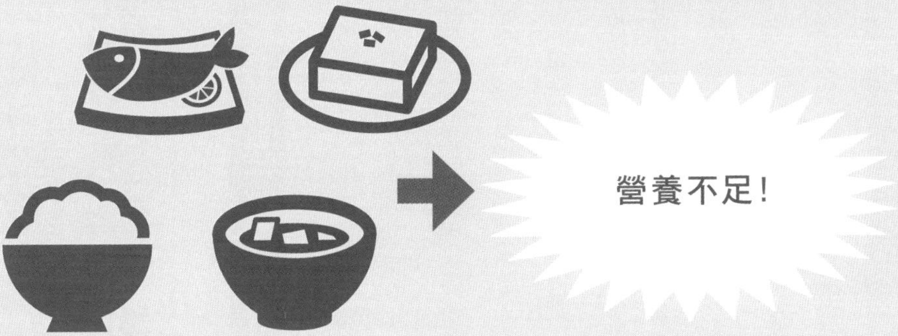

傳統的日式飲食

一天的營養攝取量與平均壽命

因為飲食習慣歐美化，脂質和肉類增加成為日本人平均壽命延長的原因之一，卡路里攝取量近年來則有減少的傾向。

一天的營養攝取量與平均壽命的變化

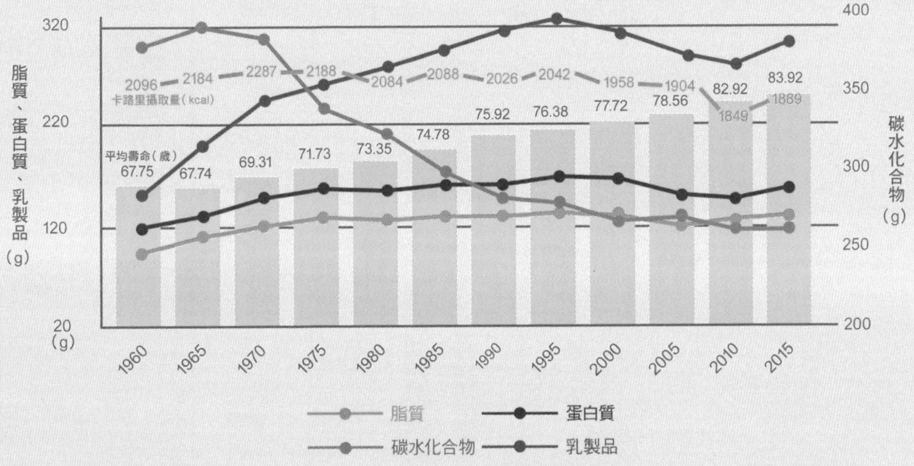

參考資料：資料來源為1960～1993年日本厚生勞動省「國民營養的現狀」、1994～2002年日本厚生勞動省「國民營養調查」、2003～2017年日本厚生勞動省「國民健康營養調查」。

如果想提升小孩的學習力，比起上補習班應該先讓他吃早餐

愈常吃早餐的孩子學習力愈好

食物中所含的醣類中可得到的**葡萄糖是大腦唯一的能量來源**。不進食醣類的話，腦就沒辦法獲得必要的能量。就寢時腦也會繼續活動，但是，晚餐後到隔天的早餐之間，有10小時以上能量的供給都是停止的。在這狀態下如果還不吃早餐的話，腦就會完全失去能量。

特別是能量代謝活躍的小孩，如果不吃早餐的壞處是更深的。頭腦昏昏沉沉、上課時記憶力和集中力也會變差。體溫不能上升、身體動作變鈍，午餐後好不容易有精神了，**不吃早餐而下降的血糖值急速上升，所以容易強烈覺得想睡。**早餐不吃的壞處，會持續影響到一天要結束的時候。

早餐和小孩的學習力有密切關係，從數據中也很明顯。根據日本文部科學省的調查，**回答「每天吃早餐」的小孩，學力測驗有愈高分的傾向**。以提升小孩學習力為目標的話，首先要好好讓他們吃早餐，並從整頓生活習慣開始。

吃早餐來開始新的一天

早起時會覺得昏昏的，是因為供給大腦能量的葡萄糖不足的關係。吃早餐會使體溫跟血糖上升，提供大腦能量，為一天的開始做準備。

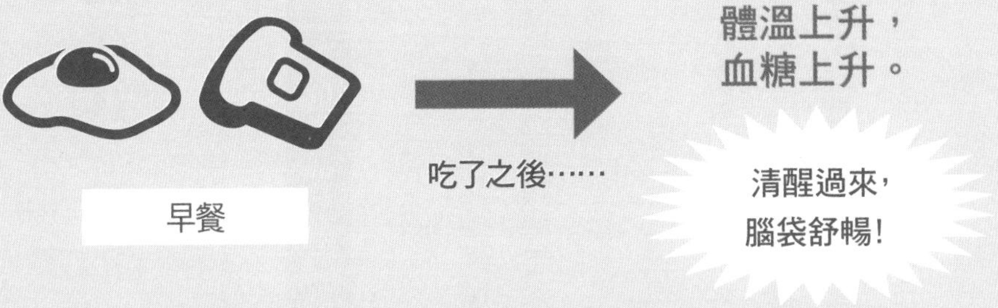
體溫上升，
血糖上升。
早餐
吃了之後……
清醒過來，
腦袋舒暢!

學力、體力的調查結果

本圖表展示了中學生的學力及體力測驗結果和早餐的關係，可以得知常吃早餐的學生分數比較高。

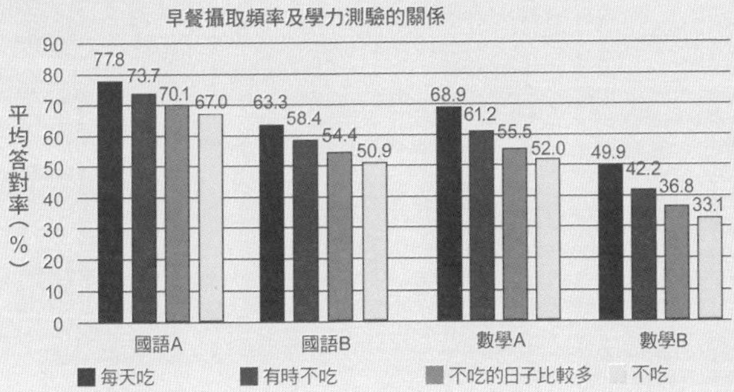

參考資料：日本文部科學省「平成30年（2018）全國學力、學習狀況調查」。

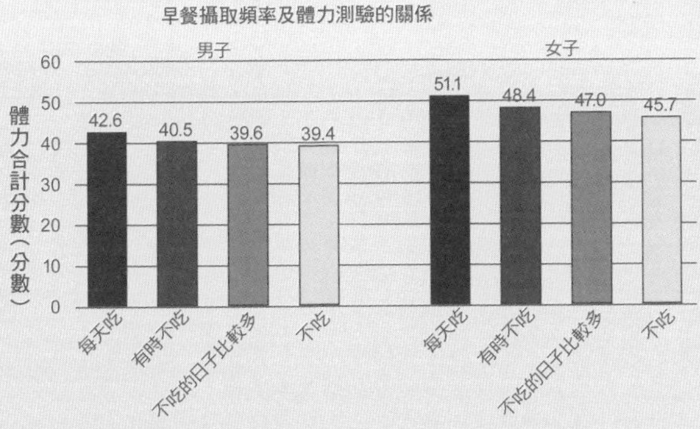

參考資料：日本運動廳「平成30年（2018）全國體力、運動能力、運動習慣等調查」。

吃「保健食品」就會變健康嗎？

首重飲食均衡，保健食品只是輔助用

「穩定醣分吸收」「身體不易堆積脂肪」「調整腸胃狀況」等，**食品如果標示對健康功效（機能）的就稱為「保健機能食品」**。日本的保健機能食品分為3種，以「特定保健用食品（保健食品）」作為代表，這類食品根據臨床試驗，經過國家審查，確認對維持及增進健康有效後才許可標示。**「機能標示食品」是由企業擔保對健康功效及科學根據的食品。**雖然沒有經過國家審查，但需要申報日本政府的消費者廳。而補足人體缺乏營養成分的「營養機能食品」，是指已經有科學根據證實的營養成分，雖沒有獲得國家許可也不需申報，但也可以標示機能性。

值得注意的是營養食品的效果，只要是保健機能食品，效果都經過科學認可，應該是可以信賴的。而沒有保健機能食品標示，但標榜對健康有效的食品及健康食品就需要注意。

保健機能食品會明確標示吃多也不能治病，**在飲食均衡的情況下，請把它當作輔助食品吧！**如果身體檢查數值異常或有症狀，首先最重要的還是接受醫師診斷。

食品及機能性標示

- 食品
  - 一般食品
    ※沒有標示
  - 保健機能食品
    ※可標示
    - 特定保健用食品
    - 營養機能食品
- 藥品
- 藥妝

健康機能食品「可標示機能性」，但和被政府認可「能預防疾病及有效治療成分」安全性受認可的醫療產品有所差異，這點需要留意。

特定保健用食品和營養機能食品的差別

	標記、標示	國家審查	申請/申報內容是否公開	日本國內獲得認證的商品數	施行年分
特定保健用食品	○	○	×	1061	1991年
		※由日本消費者廳長官核准		※2019年1月10日時點	
營養機能食品	× 機能性表示食品	×	○	1714	2015年
	※包裝上會標示「營養機能食品」	※業者（企業、團體等）需負起責任向日本消費者廳申報		※2019年1月16日時點	

參考資料：SUNTORY「保健食品」和「營養機能食品」的差別是什麼？

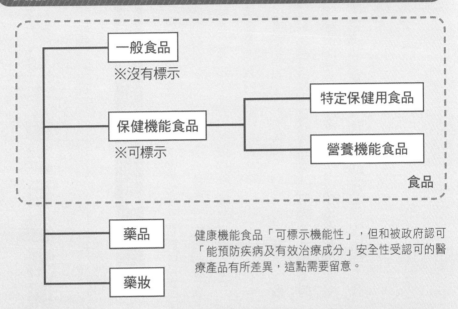

以GI值為目標考慮吃的方式

聰明選擇就可以快樂吃、快樂瘦

如P.26所提到的，血糖是掌握易胖程度及健康的關鍵。如果血糖值急速上升就會分泌胰島素並且變胖，那麼可以有意識地選擇不易分泌胰島素的食物。

你聽過GI值這個名詞嗎？**「GI」指的是餐後血糖值上升的速度，血糖上升愈快的食物就愈容易胖，而稱為「高GI食物」；愈慢、愈不容易胖的食物則稱為「低GI食物」。**

以食物作為具體例子，比起顏色白的食物，茶色非精製食物的GI值通常較低，例如麵包或義大利麵的話，白色麵包是「高GI食物」，全粒小麥粉的麵包或黑麥麵包就是「低GI食物」。

另外，同樣是砂糖也可以不要吃精製白砂糖，選擇甜菜糖或是椰糖的話，GI值較低，雖然甜但比較不易胖。馬鈴薯或玉米這類蔬菜的GI值也高，但如P.26所說的那樣，**只要吃的順序安排一下，就可預防血糖值快速上升。和膳食纖維豐富的菇類和海藻等一起食用，就可壓抑血糖值上升的速度。**

但是GI值也只是用餐的目標，因為進食時通常會同時吃很多東西，所以不能單用GI值判斷，只能作為參考。

血糖容易上升的食物與不易上升的食物

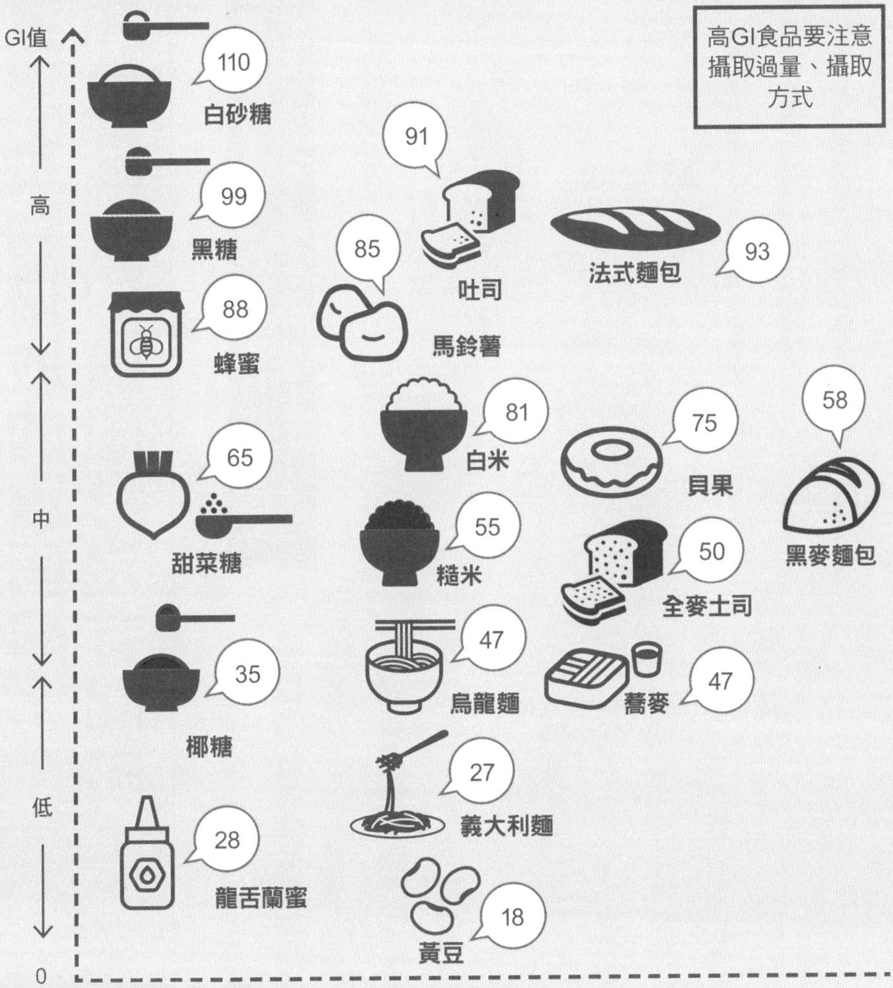
GI值
高
中
低
0
110
白砂糖
99
黑糖
88
蜂蜜
65
甜菜糖
35
椰糖
28
龍舌蘭蜜
91
吐司
85
馬鈴薯
93
法式麵包
81
白米
75
貝果
58
黑麥麵包
55
糙米
50
全麥土司
47
烏龍麵
47
蕎麥
27
義大利麵
18
黃豆
高GI食品要注意攝取過量、攝取方式

※低GI食品 → GI值55以下　中GI食品 → GI值56～69　高GI食品 → GI值70以上

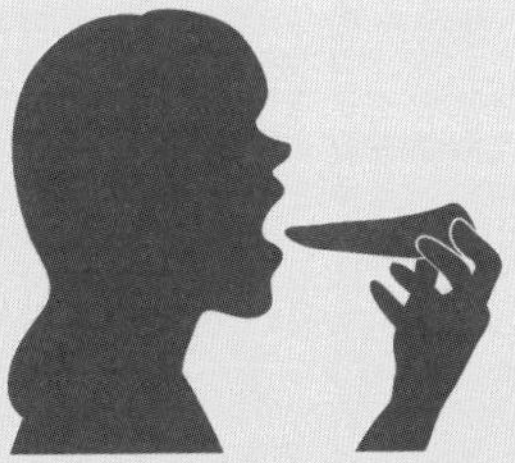

了解了GI值，以後就多注意吃的方法跟食品選擇吧!

透過食物攝取的膽固醇，和血液中的膽固醇沒有關聯

就算不限制攝取量，也要注意好、壞膽固醇的比例

膽固醇是細胞膜及荷爾蒙的原料，是我們身體不可或缺的成分。另外也與動脈硬化及急性心肌梗塞等文明病發作有關，針對膽固醇高的食物，如：蛋等，原本日本政府設有攝取量上限。但是透過食物攝取的膽固醇量跟血中的膽固醇指數，並沒有明確關聯性，所以日本在幾年前就取消了攝取上限。

但**需要注意的是血中的膽固醇指數。在血管內氧化並堆積的「低密度脂蛋白ＬＤＬ」，以及把壞膽固醇運走的「高密度脂蛋白ＨＤＬ」的比例。ＬＤＬ過多的話，或者ＨＤＬ太少的話，膽固醇的代謝會不順暢，容易發生傷害血管的動脈硬化。為了好好取得這兩項的平衡，運動跟飲食生活很重要。**推薦一天要走一萬步或適度運動。飲食生活部分避免吃太多，克制攝取動物性油脂、醣類、過度飲酒等，多吃膳食纖維豐富的蔬菜、海藻、菇類、蒟蒻、含有豐富不飽和脂肪酸的青背類的魚、含有豐富牛磺酸的貝類、黃豆食品等，均衡的飲食很重要。另外，維持自己的標準體重也是其中一個目標。

不需要在意高膽固醇食品

膽固醇是血液中的一種脂質，被視為是動脈硬化的原因，但是近年來的研究發現從飲食中攝取的膽固醇只是總膽固醇的一部分，吃下的部分不會直接影響。

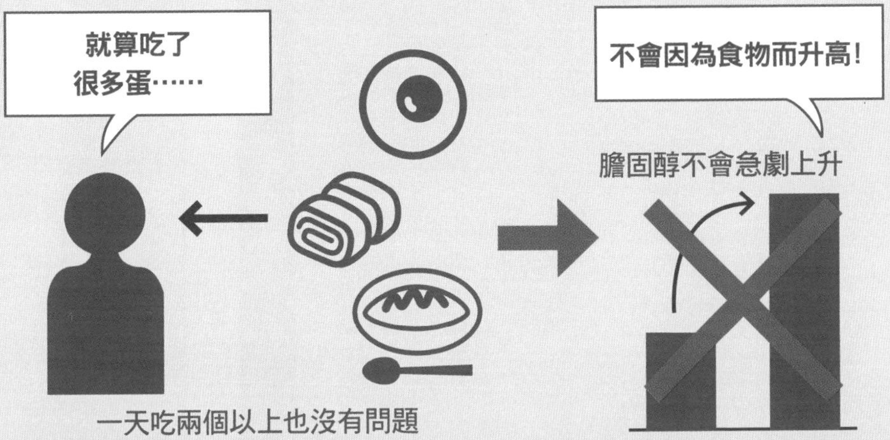

就算吃了
很多蛋……
不會因為食物而升高!
膽固醇不會急劇上升
一天吃兩個以上也沒有問題

LDL和HDL膽固醇的平衡很重要

可以維持膽固醇平衡的習慣

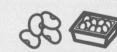

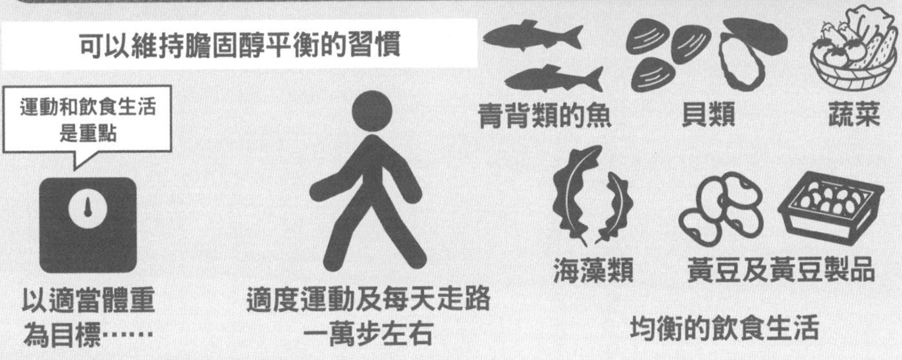

運動和飲食生活
是重點
以適當體重
為目標……
適度運動及每天走路
一萬步左右
青背類的魚
貝類
蔬菜
海藻類
黃豆及黃豆製品
均衡的飲食生活

會影響膽固醇平衡的壞習慣

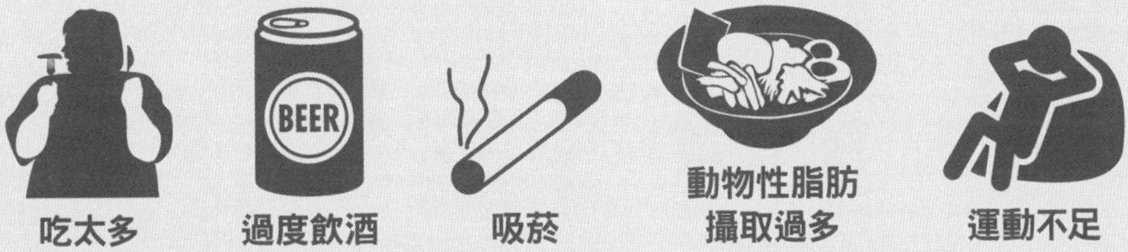

BEER
吃太多
過度飲酒
吸菸
動物性脂肪
攝取過多
運動不足

為什麼無糖卻那麼甜呢？

「無醣」和「無糖」是不同的

平時應該有很多機會喝到「無醣」或「無糖」飲料，大家知道這兩個字的意思嗎？

碳水化合物中膳食纖維以外的都屬於「醣類」，而醣類還可以進一步分成「糖類」及「糖類以外的醣類」。「糖類」為葡萄糖、果糖、乳糖等單醣類以及雙醣類的總稱，是身體活動的能量來源，會讓血糖上升，也有讓中性脂肪增加的特性。而「糖類以外的醣類」如澱粉、寡糖，還有麥芽糖醇或赤蘚醇等「糖醇」，另外也包含乙醯磺胺酸鉀或蔗糖素等「人工甜味劑」。

換言之，「無糖」是指不含葡萄糖、果糖等糖類，但可能會含有糖醇或人工甜味劑等其他的醣類；另一方面，「無醣」當然不含糖類，此外也不使用糖醇或人工甜味劑等醣類的意思。但是要注意的是有些標示的小陷阱，只要100克的食品中含量未達0.5 g就能使用「0」的標示，也就是**無醣也可能含有醣類，無醣且0卡路里也可能會使用人工甜味劑。**

無醣和無糖的差別

	糖類	醣類（含糖類）
無醣	葡萄糖、砂糖、果糖等 ×	澱粉、木糖醇等 ×
無糖	葡萄糖、砂糖、果糖等 ×	澱粉、木糖醇等 ○

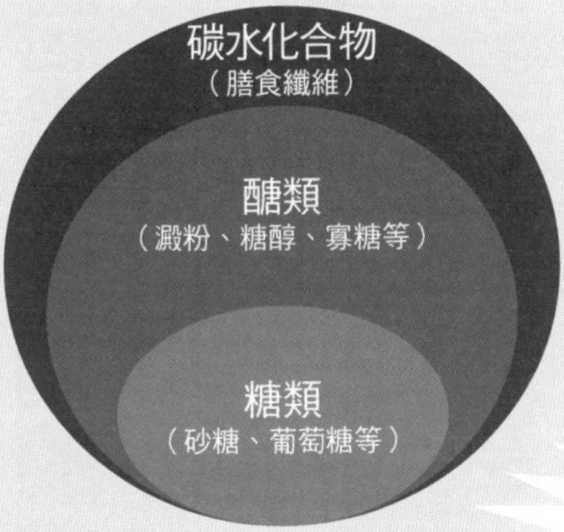

糖類是醣類的一部分，所以無糖的情況下，還是經常可能含有醣類的澱粉，或是甜味劑的木糖醇、人工甜味劑。

如果想要減糖但不注意的話，可能還是會攝取到。

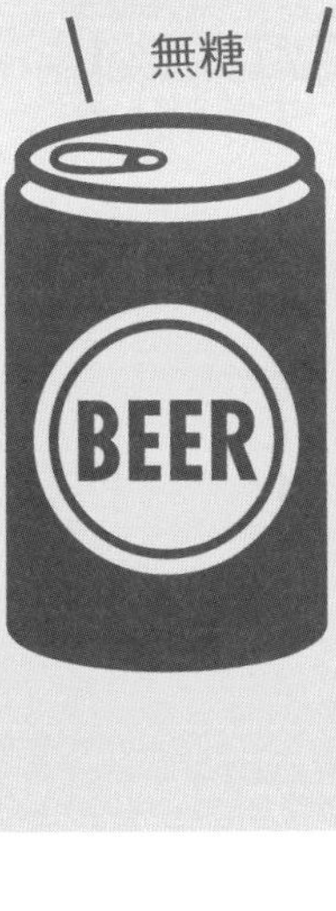

「無醣」「無糖」也不代表「0卡路里」。如果調查無糖的發泡酒，會發現每100ml的熱量約30大卡左右。這些熱量來自於酒精，但絕對不低。酒類本身幾乎不含糖類，所以血糖值不容易上升，但攝取過多還是會造成肥胖或疾病。

運動飲料等同於很多砂糖的果汁！

運動也可能會攝取過多醣類

炎熱的季節和運動時會流大量的汗，脫水跟體溫過高的危險性也會提升。這種時候運動飲料可以補充流汗所失去的水分和鈉、鉀等礦物質，能有效預防相關症狀和恢復身體狀態。

但是一般500ml寶特瓶的運動飲料，就含有10條分量的砂糖。這和充滿醣類的果汁（甜飲料）幾乎沒有差別。飲料中含有的「高果糖漿」很容易轉換成中性脂肪，攝取過度的話，不僅會成為肥胖的原因，也會提高罹患糖尿病的風險。如果是為了防止中暑而攝取水分，推薦可以購買最近在藥局等地也能輕鬆買到的口服電解質補充液。

另外，就算不仰賴運動飲料，好好補充營養均衡的飲食就能預防體溫過高。攝取含有可將醣類轉換成熱量的維生素B_1食物，對防範熱傷害很有效。如果是幾乎不出汗的體質，或生活形態不太會流汗的人，也要控制鹽分的攝取比較好。而不容易感覺炎熱的老年人，平常就要透過勤勞吃水果跟青菜來攝取水分比較好。

寶特瓶運動飲料含有的砂糖量

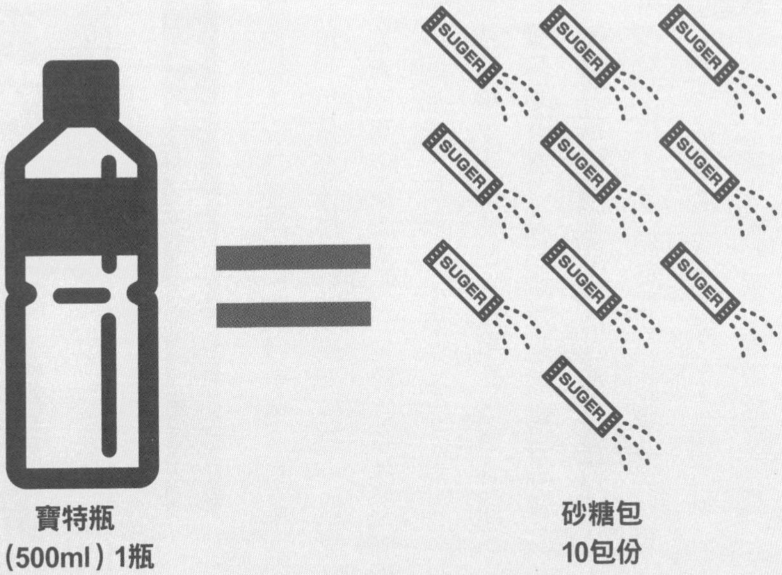

可選擇粉狀運動飲料

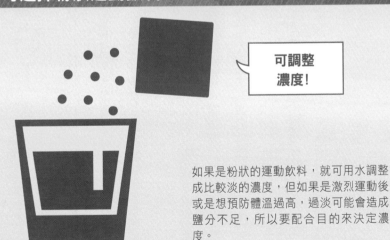

如果是粉狀的運動飲料，就可用水調整成比較淡的濃度，但如果是激烈運動後或是想預防體溫過高，過淡可能會造成鹽分不足，所以要配合目的來決定濃度。

就算吃了也不能補充膠原蛋白！

維生素C和蛋白質也要一起吃

「膠原蛋白」為連結細胞的接著劑，是蛋白質的一種，也是維持血管及肌肉、骨頭、皮膚等身體組織不可或缺的成分。由於它有讓肌膚保持細嫩的功能，所以愈來愈多人為了美容目的而攝取含膠原蛋白食物，或者吃健康食品來補充。**但是膠原蛋白是人體內可以製造的營養成分，所以只從外部攝取幾乎是沒意義的。**要連幫助膠原蛋白生成的營養素一起吃才行。

其中一個是維生素C。維生素C是人體內不能製造的，只能從蔬菜或水果中攝取。**長時間沒有攝取維生素C的話，膠原蛋白就不能合成，可能會得到全身出血的「壞血病」**。另外，膠原蛋白不足會使骨頭變脆弱，也會導致骨質疏鬆。

另外，還有一個是蛋白質。**蛋白質所扮演的角色是幫助膠原蛋白合成轉換**。從食物中攝取足夠的蛋白質，能讓老舊的膠原蛋白分解，促進新的膠原蛋白合成。

相反地，膠原蛋白的大敵是攝取過多醣類和脂質，過度攝取這類營養會妨礙膠原蛋白的正常作用。

只吃膠原蛋白沒有意義！

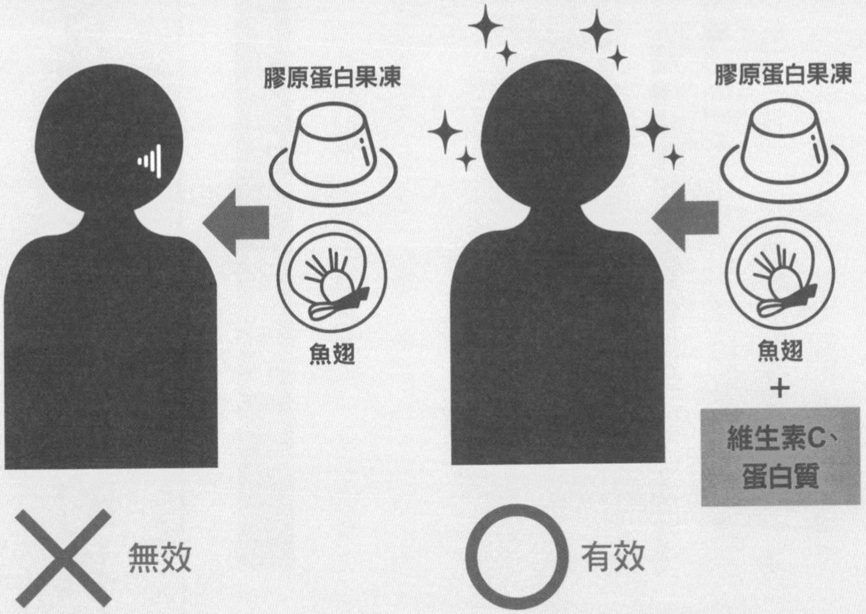

40歲膠原蛋白就會減少一半

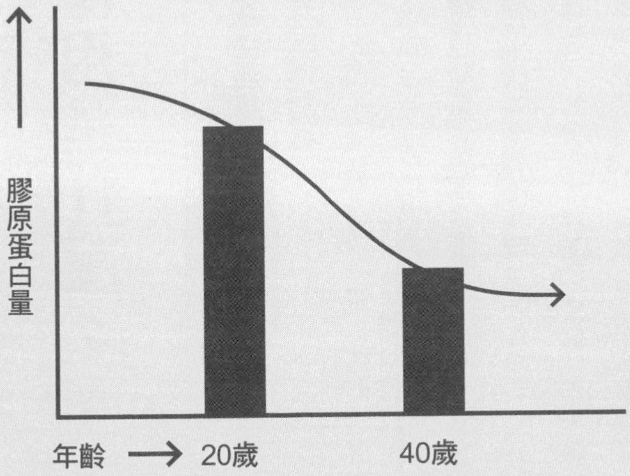

膠原蛋白是製造皮膚、頭髮、眼睛、血管等的蛋白質，對肌膚的光澤和水潤是不可或缺的東西，但過了20歲後就會漸漸開始減少，40歲就會減少一半，而肌膚會開始急速老化。

克服老化和疾病的抗氧化作用是什麼？

養成不被活性氧侵害的生活習慣

我們來稍微了解一下在本書中登場過數次的「抗氧化作用」及「活性氧」這些名詞的意思吧！

一言以蔽之，抗氧化作用就是「對抗活性氧的作用」。在進入人體內的氧氣中，讓物質氧化（活性化）能力較強的氧就是「活性氧」。**細胞氧化跟金屬氧化一樣，就像是讓身體生鏽。**人體本來就有不讓活性氧在體內增加過多的防禦機能，但持續曝露在紫外線或大氣汙染、吸菸、壓力等環境中，會讓防禦機能變弱而使活性氧數量過多，對人體產生危害。**最終造成許多組織及器官老化，引發癌症或文明病等跟壽命有關的疾病。**

為了保護身體不受活性氧影響，就要吃有抗氧化作用的食品。除了**維生素A、C、E之外，多酚和類胡蘿蔔素等含有「植化素」的食物也被認為有優秀的抗氧化作用。**

另外，從體內提升對活性氧的防禦力也很有效。但也不需要想得太困難，盡力維持適度的運動、均衡的飲食、充足的睡眠還有壓力少的生活就可以了。

何謂抗氧化力

為了對抗造成癌症或文明病、老化等活性氧危害的機能，就是抗氧化力。活性氧會不斷從體內被製造出來，所以需要提高人體的抗氧化力。

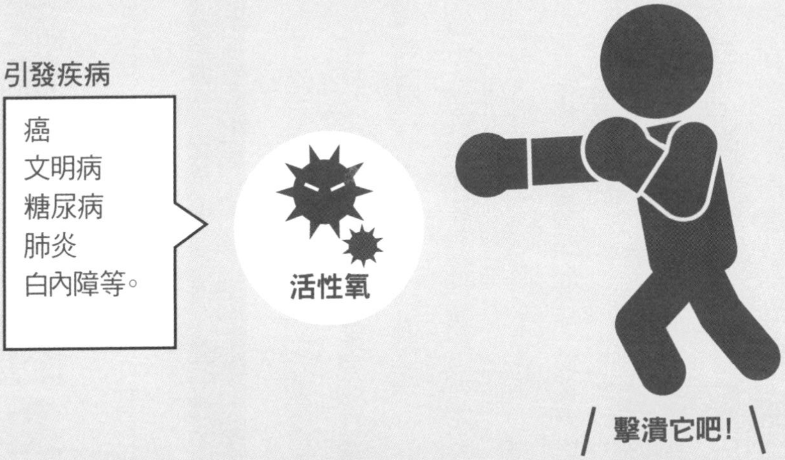

活性氧增加的原因

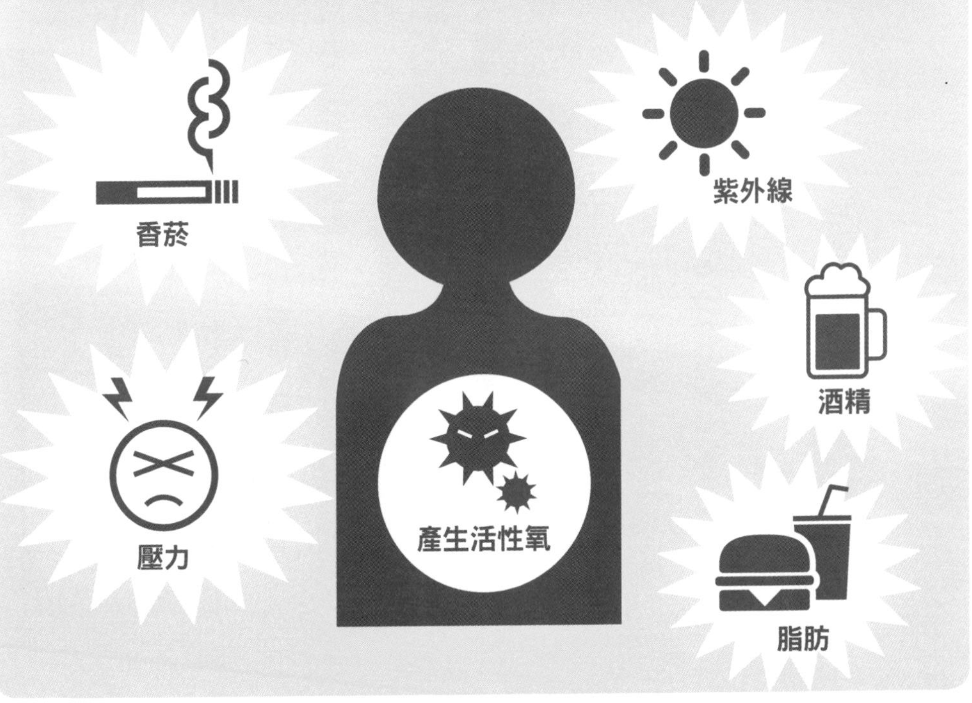

不讓營養白費的食物組合！

營養的吸收率會隨食物組合而改變

就算為了健康吃再多，吃下肚的營養也不是全部都會被吸收，**食材組合和當下的健康狀態，會導致營養的吸收率有很大差別。**

以「鈣」為例，鈣作為骨頭及牙齒的根基，是身體不易吸收的營養素，所以如果想要幫助鈣吸收，就建議同時攝取其他營養素或成分，例如在海鮮或蛋中含有很多的「維生素D」，和這些食材一起吃的話，就能讓鈣變得較好吸收。另外，醋和檸檬含有的「醋酸」或「檸檬酸」也有幫助鈣吸收的作用。所以像「灑上柴魚片的日式冷豆腐」或「沙丁魚的南蠻漬」等，將含有鈣的食材（豆腐、沙丁魚）加上能讓鈣吸收率變高的食材（含有維生素D的柴魚片、含有醋酸的醋），是相當合理的吃法。相反地，許多加工食品裡都有添加的**「磷」，就會妨礙鈣的吸收，最好不要一起食用**。

除了以上這些組合，也需要照顧好腸胃健康。不要暴飲暴食，整頓好腸內環境，也是不讓營養浪費掉，可以好好吸收的重要關鍵。

透過組合提升吸收率

營養素的吸收率會因食材組合而提高，透過性質相合的食物組合，有效地吸收營養吧！

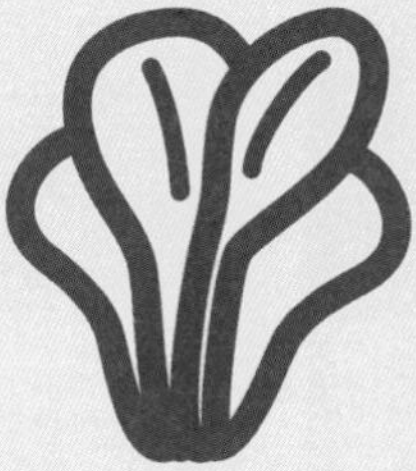

鈣UP

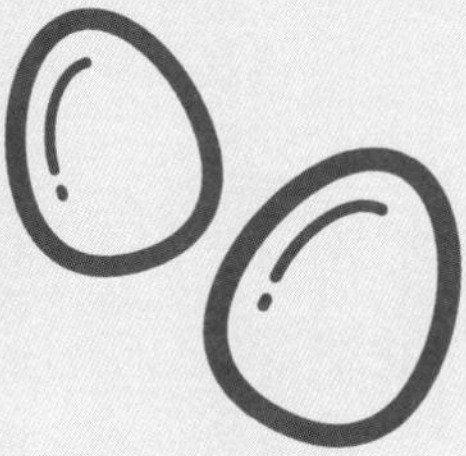

小松菜(鈣)　　蛋(維生素D)

小松菜的鈣含量是蔬菜中頂級的，如果和含有豐富、可幫助鈣吸收的維生素D的蛋一起食用，可說是絕配。

維生素B_1 UP

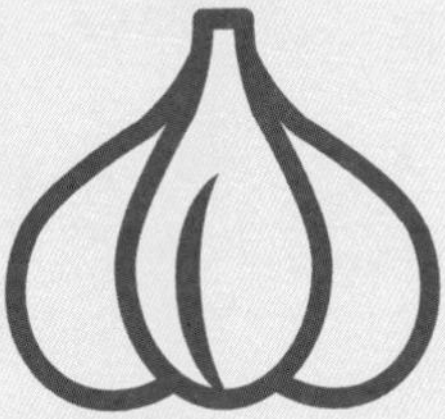

豬肉(維生素B_1)　　大蒜(大蒜素)

想要促進維生素B1吸收，可以靠含有大蒜素的大蒜或洋蔥。搭配一起吃的話，恢復疲勞的效果也會增加。

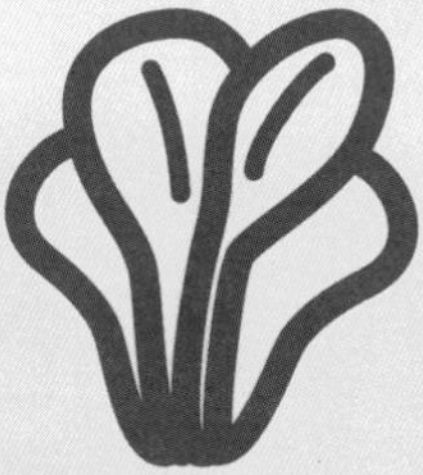

鐵UP

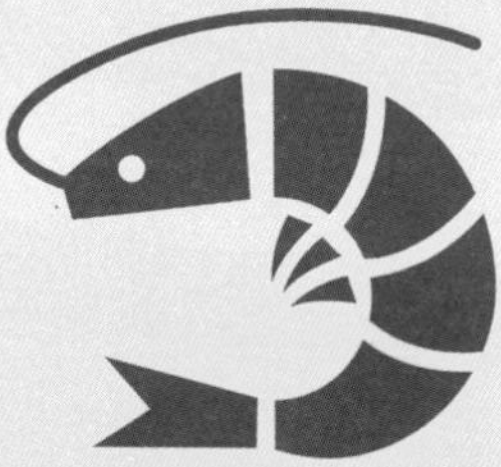

菠菜(鐵質)　　蝦(蛋白質)

菠菜等植物性食品中所含有的鐵，如果跟肉、魚、蛋等動物性蛋白質一起食用，就能讓吸收率上升。

身體所需的營養素會隨「當下」而改變

配合不同生命階段來攝取營養

人需要攝取哪種營養素、攝取多少，其實並不是固定的。雖然為了人體健康，有所謂的營養標準，但人所需要的營養素，**會隨著年齡跟生命階段而有所不同**。

所有的生命階段，都是以**碳水化合物、脂質、蛋白質三大營養素為中心**。它們會成為製造身體的材料，以及支持人類活動所需的熱量來源。對成長期的小孩來說，充分攝取鈣對骨頭跟牙齒的成長相當重要。

懷孕中的女性需要的是組成胎兒身體的營養素。特別是綠色葉菜類含有的**「葉酸」可以幫助胎兒細胞分裂**，最好在懷孕前就開始吃。而鐵不只是在懷孕及哺乳期間需要留意，對月經期間容易缺鐵性貧血的女性來說，也是需要多加注意的營養素。

隨著人在高齡後食量變小，容易陷入營養不良的狀態，特別是**容易缺蛋白質和鈣，使得肌肉跟骨頭衰退，也容易一臥不起，需要注意**。

日本厚生勞動省的「日本人飲食攝取標準」中，對各年齡、性別的營養攝取量都有標示，可以參考該表，來了解每個人需要攝取的營養量。

各生命階段的飲食要點

成長期

攝取身體發育所不可或缺的營養素相當重要。注意均衡飲食也是重點。

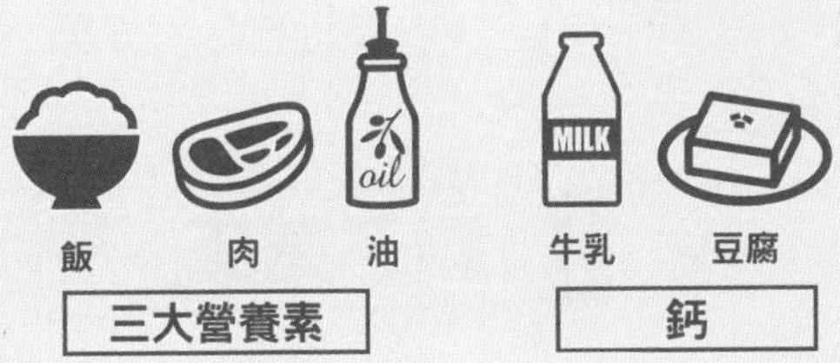
飯
肉
油
牛乳
豆腐
三大營養素
鈣
MILK
oil

要點

- 均衡飲食
- 注意不要吃太多
- 有規律地進食

懷孕中

打造嬰兒身體必需的葉酸跟鐵特別容易缺乏。也要注意消化能力下降。

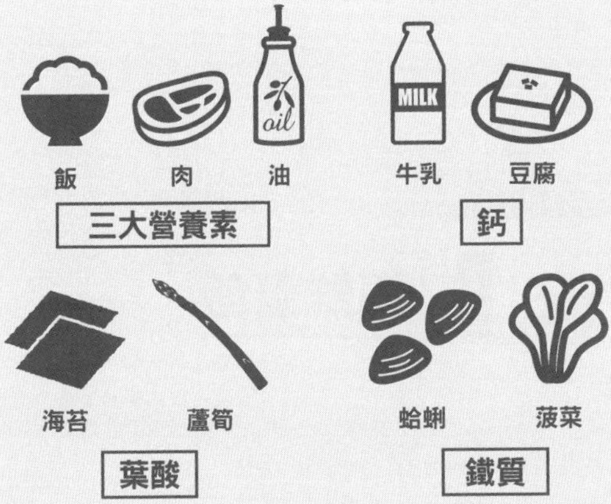
飯
肉
油
牛乳
豆腐
三大營養素
鈣
海苔
蘆筍
葉酸
蛤蜊
菠菜
鐵質
MILK
oil

要點

- 進食時要仔細咀嚼
- 避免過度攝取醣類
- 分次進食

高齡期

為了防止骨骼及肌肉衰退，需要小心攝取營養。將食材處理得容易入口吧！

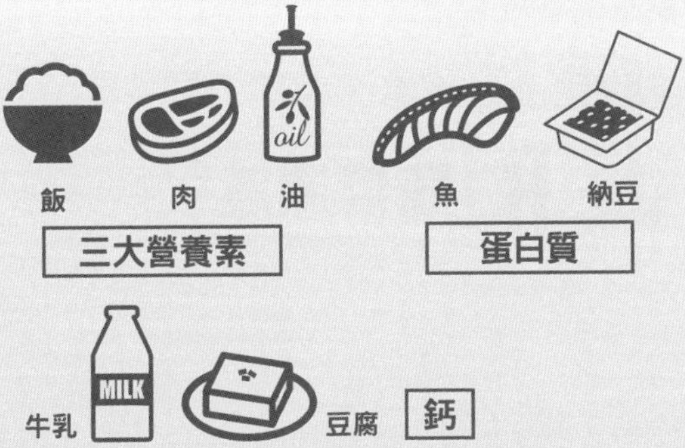

要點

- 將食材處理成一口分量
- 把食材弄軟
- 增稠

（依據咀嚼和吞嚥的狀態進行調整）

這種時候吃什麼才有效？

肉體疲勞篇

Q1. 辦公室工作常伴隨的 **眼睛疲勞吃什麼有效？**

A 藍莓 vs. B 親子蓋飯

答 B

花青素對恢復眼睛疲勞有效，但在藍莓中含量不多，所以較難產生效果。而維生素B_2是恢復視神經疲勞不可或缺的，在蛋和魚等蛋白質來源中含有豐富的維生素B_2。

Q2. 實際上是肝臟疲勞的 **慢性疲勞吃什麼有效呢？**

A 豬排飯 vs. B 海鮮蓋飯

答 B

豬肉含有豐富的維生素B_1，所以也很推薦豬排飯，但肝功能衰退也是慢性疲勞常見的原因，所以也推薦吃海鮮蓋飯，海鮮蓋飯的烏賊或章魚，含有豐富可促進肝功能的牛磺酸。

Q3. 不會對胃腸造成負擔又能提升免疫力， **對食慾不振有用的是？**

A 素麵 vs. B 蔬菜濃湯

答 B

麵類可以輕鬆入口，但是素麵只有碳水化合物所以營養不均衡。要是將紅蘿蔔或南瓜等膳食纖維較多的蔬菜煮成濃湯，就可以在不會造成胃腸負擔的情況下食用豐富的維生素β-胡蘿蔔素，可以提升免疫力。

第3章

不會讓營養素流失的最強料理法

「切、煮並泡在水中」會讓菠菜的維生素大量減少！

維生素C會因為水和高溫而流失

無論食物含有多優質的營養素，如果料理方式不同，也會白白流失。

舉菠菜為例。菠菜含有的主要營養素之一是「維生素C」，但也含有澀味之源「草酸」，為了去除澀味，燙過後直接泡在水裡是很常見的做法。但由於維生素易溶於水，比較不適合燙或煮等加熱方法。**光是燙過就會減少40%的維生素C，而泡在水裡則會讓更多維生素C流失。**

想從菠菜攝取維生素C的話，生吃是最好的，不過加熱會讓蔬菜的體積變得比較小而更易入口，所以就算營養有點流失，也能提高維生素C的進食效率。**燙青菜的時候，為了防止維生素C從切口流出，不要切碎而是從根部切斷，或是整株一起燙是基本做法。只要燙30秒左右就能將火關掉，就算要浸水，也儘量不要太久比較好。**用保鮮膜包住菠菜後用微波爐加熱也是一個辦法。

為了防止營養素流失，儘量在新鮮時食用也很重要。保存期限愈長就會流失愈多營養素，所以建議買回來後儘量馬上吃掉或冷凍。

菠菜去除澀味的方法

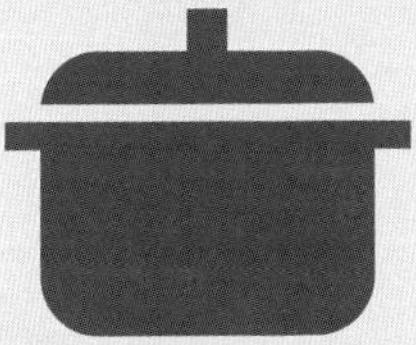

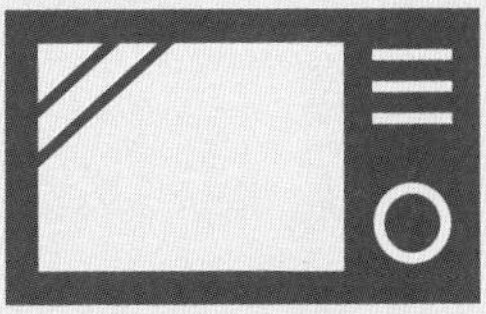

鍋子

用足夠的熱水加鹽燙30秒左右，用冷水降溫。※柴魚片可以添加鮮味，並緩和澀味。

微波爐

用保鮮膜包住後加熱20秒，浸泡冷水。
※多少會殘留一些澀味。

有效率的菠菜食用法

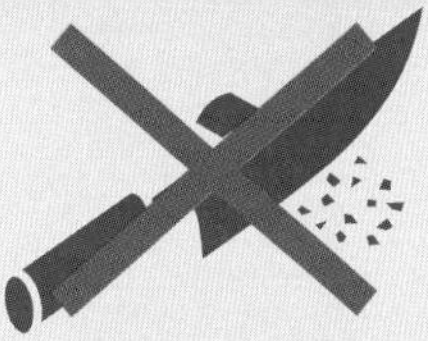

湯

維生素C不適合長時間加熱，所以比較建議儘量直接吃。但如果像湯這種連同湯液一起吃的料理，就能全部一起吃下肚。

不要過度細切

切太細會讓維生素C從切口流失，需要注意。另外，氧化會從切口開始，所以也要儘早料理。

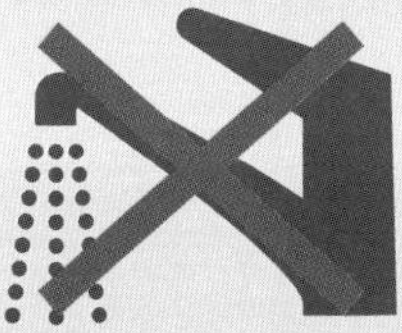

儘量縮短碰到水的時間

維生素C易溶於水，所以不要過度清洗。比起燙菠菜，用炒或炸的更能防止維生素C流失。

經常食用

維生素C不能在體內合成，又會馬上排出體外。因為人體一次的吸收量是固定的，所以勤快點攝取吧！

胡蘿蔔不連皮一起吃就沒意義？

皮中豐富的β-胡蘿蔔素跟油很搭

煮胡蘿蔔時，你會先削皮嗎？事實上這麼做，會讓好不容易可以攝取的營養素流失掉。

胡蘿蔔中的主要營養素是「β-胡蘿蔔素」，它會在體內轉成維生素A，並製造出可以感應到光線的視網膜上的色素，或是幫助皮膚或黏膜細胞再生。它有很高的抗氧化力，對預防文明病也很有幫助。

胡蘿蔔中的β-胡蘿蔔素含有量，愈接近外側會比中心部分來得更多。如果把胡蘿蔔完整拿去加熱就會發現，胡蘿蔔表面有個薄膜般的表皮覆蓋，那附近含有豐富的β-胡蘿蔔素。所以煮胡蘿蔔時，**好好洗過然後連皮一起煮是最好的**。如果實在很在意皮的話，可以用去皮手套等工具來盡可能減少削落的表皮，也就能讓營養攝取的損失降低不少。

如果在料理法上下工夫，就可以攝取到更多β-胡蘿蔔素，β-胡蘿蔔素很耐熱，也是適合跟油一起煮的營養素。和生吃相比，**用油烹調後的吸收率竟然可以差到8倍**。所以就選擇沖繩胡蘿蔔絲或法式多蜜醬汁之類搭配油的吃法，連皮一起享用吧！

胡蘿蔔的皮很重要

胡蘿蔔的不同部位含有的營養素不同。葉子含有一般食用部分多五倍的鈣。另外，胡蘿蔔的代表性營養素「β-胡蘿蔔素」，外側比中心部分所含的量更多，含量可差到2.5倍。

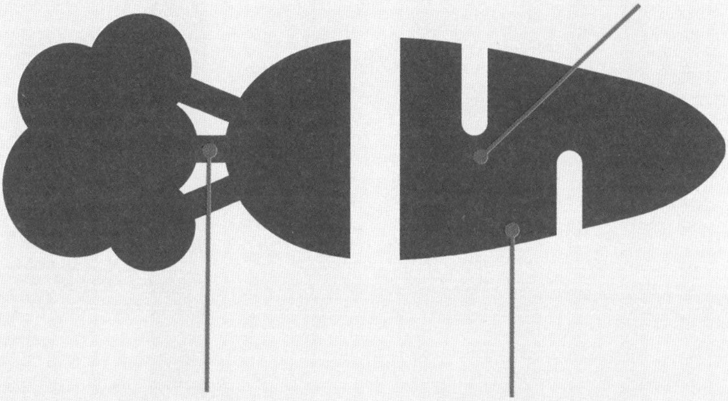
中心的營養
很少
營養被奪走之前盡
快切斷葉子
外側的β-胡蘿蔔素是
中心的2.5倍

你應該知道的胡蘿蔔吃法

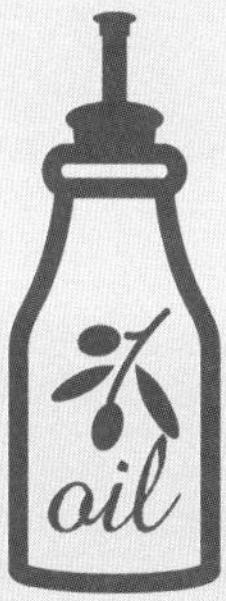

不論加熱或生吃都要跟油脂一起

胡蘿蔔中含有的β-胡蘿蔔素跟油很搭，所以如果用炒的，或是用植物油去拌，可以讓吸收率增加。另外，如果跟肉或魚料理一起吃，肉或魚的脂肪也可以促進吸收。

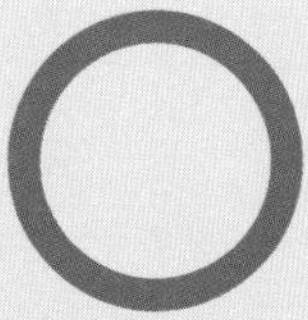

生吃要注意

生胡蘿蔔含有的抗壞血酸氧化酶有讓維生素C氧化的作用（醋會減緩這個作用），如果跟含有很多維生素C的蔬菜一起吃，會無法充分攝取。

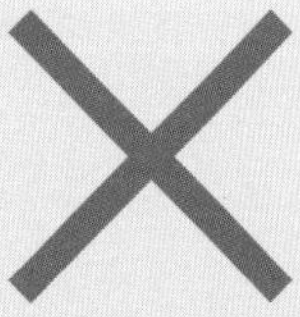

味噌是營養素的寶庫！每天喝味噌湯常保健康

添加食材可進一步提升健康效果

味噌是日本人日常不可或缺的調味料。甚至有「吃味噌就不用醫生」一說，自古以來就被認為對身體有益，而廣受歡迎。

味噌是讓黃豆發酵後製成的食品，發酵後才能稱為「味噌」。**黃豆中的蛋白質**一般在加熱烹調後，會變得不容易吸收，但是**做成味噌，反而會因為酵素讓約60％的蛋白質水解，使得剩下約30％變成胺基酸，而變得較容易吸收。**值得高興的是，這些胺基酸包含所有的必需胺基酸。

但是對健康這麼好的味噌，確實是含有很高的鹽分。**煮成味噌湯來喝的時候，加入有健康效果的蔬菜等許多食材，或是用昆布或柴魚片來熬高湯增加鮮味，這些工夫也很重要。**經典湯料海帶含有的海藻酸，可以吸收會造成動脈硬化的膽固醇；而滑菇等菇類含有豐富的β-葡聚醣可以提升免疫力；含有膳食纖維的高麗菜能對抗便祕；含有鉀的洋蔥或馬鈴薯、南瓜，有排出鹽分、讓血壓下降的效果。

透過不同目的來選擇湯料，將味噌湯擺上每天的餐桌吧！

黃豆透過發酵變得容易消化吸收

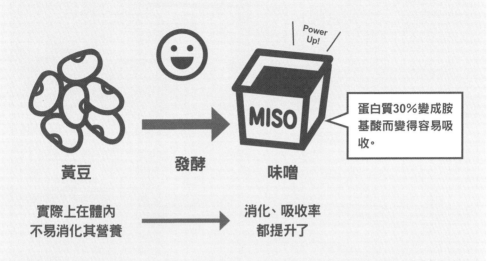

蛋白質30%變成胺基酸而變得容易吸收。

黃豆 → 發酵 → 味噌

實際上在體內不易消化其營養 → 消化、吸收率都提升了

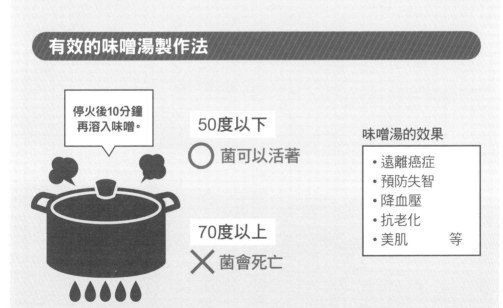

有效的味噌湯製作法

停火後10分鐘再溶入味噌。

50度以下

○ 菌可以活著

70度以上

× 菌會死亡

味噌湯的效果

- 遠離癌症
- 預防失智
- 降血壓
- 抗老化
- 美肌　等

能引導出美味的蔬菜切法

依據不同切法，洋蔥的營養成分也會有所不同。經常看到沿著纖維切洋蔥會比較不易流淚的說法，這是因為垂直切斷纖維會切斷細胞，也就容易釋放洋蔥的刺激成分。換句話說，**更多的營養成分也會被釋放出來，變得容易攝取。**刺激味的真相是來自大蒜素，也就是洋蔥所含有的硫化物，它有跟維生素B_1一起幫助醣類代謝的作用，也有讓血液變清的作用等，有很多對健康很好的效果。不同切法可以引出食材不同的美味跟健康效果，多多了解會很方便的。

使用能引導出美味與營養的切法

變換食材切法可以改變口感跟成品，讓料理的表現更廣。

高麗菜切絲的話，對葉脈垂直切是基本切法，切斷纖維可讓口感變得比較柔軟。春天等葉子較軟的高麗菜，沿著葉脈切可以享受比較脆的口感。

洋蔥的纖維從根部向葉子縱著生長。沿纖維切的話容易留下口感，所以適合炒青菜跟湯等熟食料理；另一方面，如果對著纖維垂直切的話，口感會變得較柔軟，這種推薦用於洋蔥蓋飯或沙拉。

配合料理選擇切法

沿著纖維切

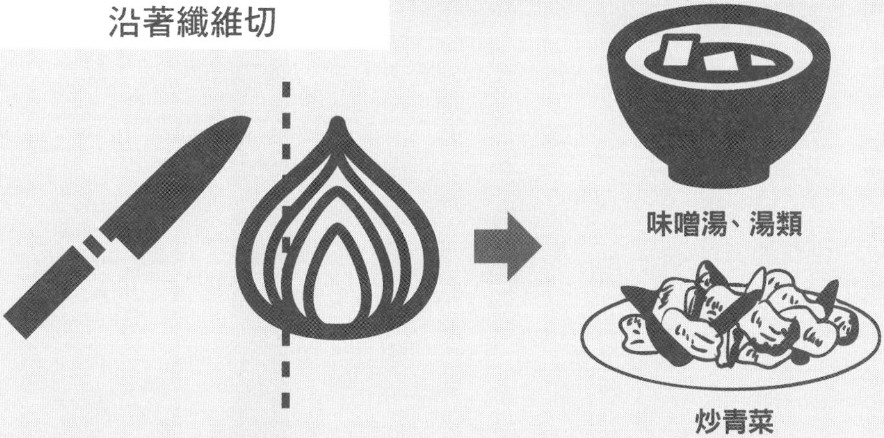

沿著纖維切會變成脆脆的口感，加熱後形狀也比較不會變形，適合加在湯裡或炒的料理。

對著纖維垂直切

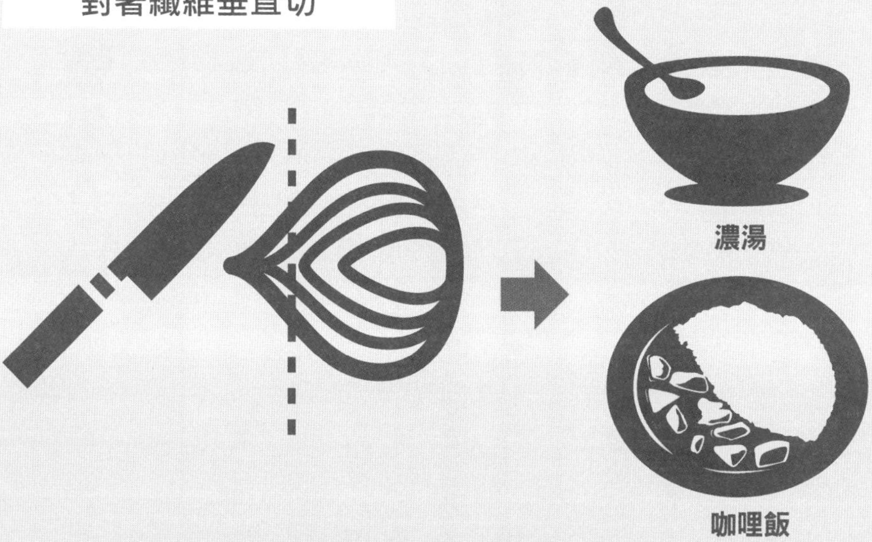

對纖維垂直切下的話會變軟，也不易殘留食材的口感。加入濃湯或咖哩的話，可以增加好吃度跟甜味。

芝麻不磨的話健康效果就是0!?

營養統統藏在殼中！

一般對芝麻的印象是可以讓人變得有活力，具體來說，芝麻的營養有芝麻木酚素的防止老化、提高肝功能、預防癌症等效果，油酸可以預期減少血中的壞膽固醇，其他還滿滿濃縮了鈣、鎂、維生素E等許多營養素。

但是，芝麻的威力都躲藏在硬硬的殼裡。你是不是就像吃炒牛蒡或沙拉等那樣，直接灑在食物上面吃呢？實際上如果不打破芝麻殼，就沒辦法獲得芝麻營養帶來的好處。為了提高營養吸收率，需要使用研缽跟磨碎器，如果沒有道具的話，就得用手指壓碎等方法來破壞表皮後食用。另外，實際上芝麻以顆粒狀食用的話也有膳食纖維的作用，所以也有「不磨就吃的優點」。

此外，還有一件應該記住、可以更加提升芝麻功用的事。加熱芝麻時，**會讓其中一種芝麻木酚素：芝麻林素（Sesamolin），轉變成芝麻酚（Sesamol）這種抗氧化作用很高的成分。**加熱溫度高的話增加的量會更多，所以可說是先用平底鍋等好好炒過、磨破芝麻殼再吃，就可以讓芝麻發揮最大的效果。

芝麻的營養不磨就不能吸收

芝麻表面覆蓋著堅硬的皮，尺寸又很小，人類牙齒沒辦法咬碎而會直接整粒排出體外，所以吃之前用缽磨過，再使用於料理中吧！

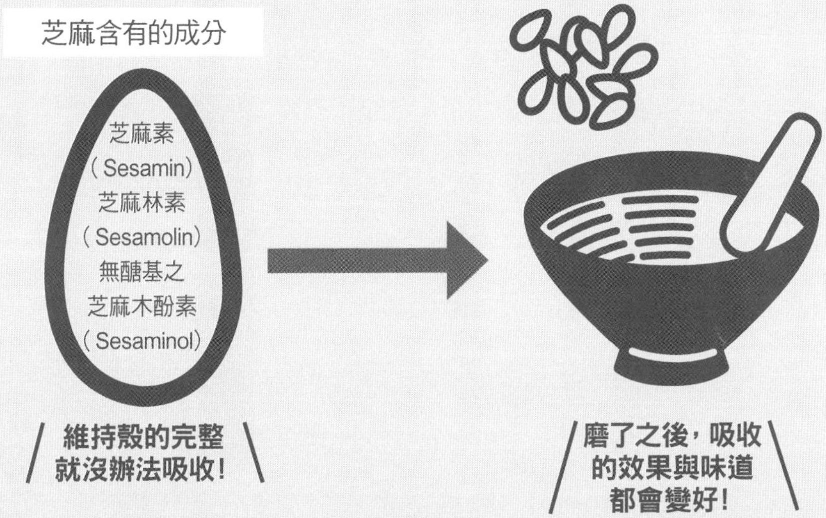
芝麻含有的成分
芝麻素
（Sesamin）
芝麻林素
（Sesamolin）
無醣基之
芝麻木酚素
（Sesaminol）
維持殼的完整
就沒辦法吸收！
磨了之後，吸收
的效果與味道
都會變好！

能發揮效果的攝取量

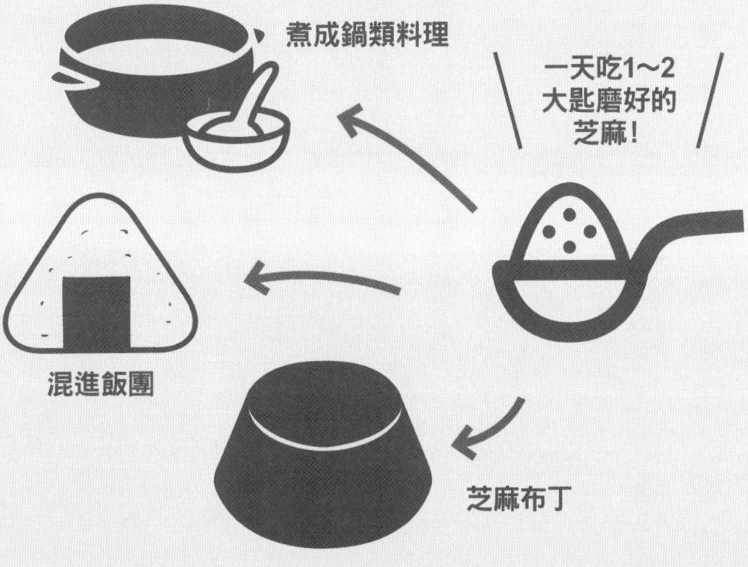
煮成鍋類料理
一天吃1～2
大匙磨好的
芝麻！
混進飯團
芝麻布丁

沙拉就算淋了無油沾醬，營養也不容易吸收

萵苣跟沙拉葉就應該沾油

有些人會在意卡路里所以沙拉不淋沾醬或油，或者是選擇無油的沾醬，但這種吃法可能很浪費營養素也說不定。

沙拉中常見的**紅橡葉萵苣或綠橡葉萵苣、波士頓萵苣等，含有豐富的其中一種維生素A：β-胡蘿蔔素，β-胡蘿蔔素屬於脂溶性維生素，跟油脂一起攝取的話，能讓身體吸收率大幅上升**。

脂溶性維生素跟油的關係，在P.108也會詳細說明，攝取這種維生素時如果不跟油一起食用，好不容易攝取的維生素，身體就只能吸收

一點點了。如果是介意卡路里或健康問題，那沙拉油或沾醬就選擇橄欖油等優良的油（參照第100頁），或是美乃滋選擇卡路里減半的類型等就夠了。不減油才能均衡攝取營養。

另外，飲食是考慮整體性的，如果該餐菜色中有油脂（油炸食物或是油多的肉或魚），減少沾醬的油量也是可以的。附帶一提，攝取脂質的基準是控制在一天50～60g，其中用於料理的油量控制在20g（小茶匙5匙）吧。

透過沙拉+油脂來吸收維生素

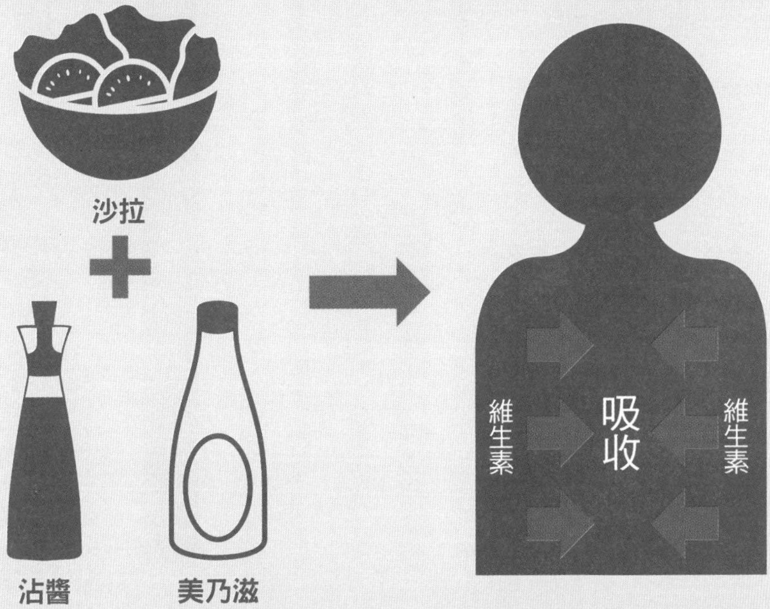

配合菜單調整

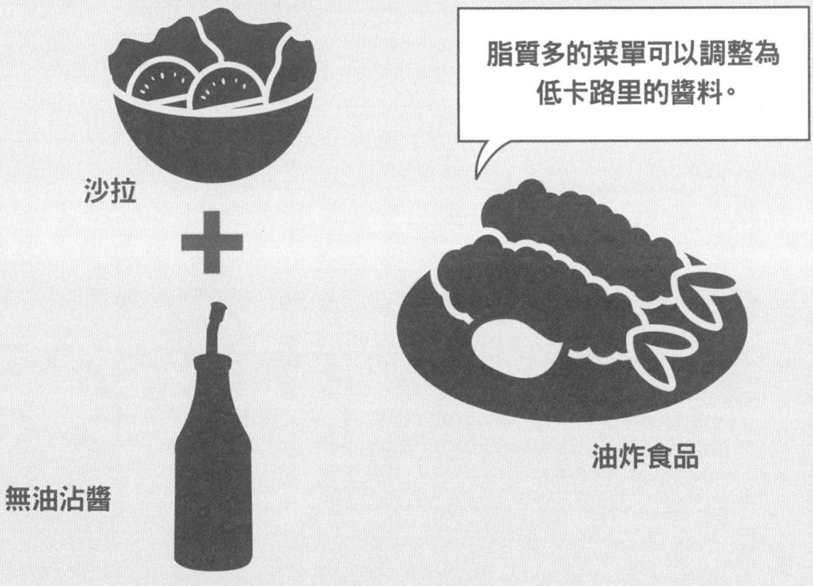

保持鮮度的食材保鮮法，以及會讓食材劣化的保存法

夏季蔬菜不適合放冰箱

蔬菜大多都希望冷藏保存。**低溫可以讓採收後蔬菜持續進行的呼吸作用平緩下來，可以防止蔬菜裡的維生素類跟胺基酸、醣等減少。**

然而，希望大家記住，**並非所有的蔬菜都適合冷藏保存。**原產地是溫暖地區的番薯或蔬菜，「夏季蔬菜」的茄子、小黃瓜、番茄、青椒等不適合低溫。如果把茄子等放在冷藏庫，是不是會產生像咖啡色凹陷的東西呢？那就是被稱為斑塊（pitting），由低溫所導致的代謝障礙。把茄子放進有夾鏈的保存袋再常溫保存，能保有比較長時間的鮮度（但是如果氣溫超過30度，還是要冷藏）。

另外，雖有一說是「在與蔬菜生長時類似的環境中能保存較好」，但那是指常溫保存的情況，跟冷藏保存的情況無關。而且已經證實，對大部分的蔬菜鮮度或營養都沒有影響。

而且，**保存最重要的是保持溼度**。蔬菜和我們人類一樣，環境乾燥是很致命的。所以蔬菜要冷藏保存時，要用報紙或溼的紙巾包起來，或是裝在塑膠袋、保鮮膜裡，就能保有鮮度，也能防止營養流失。

不適合低溫的蔬菜

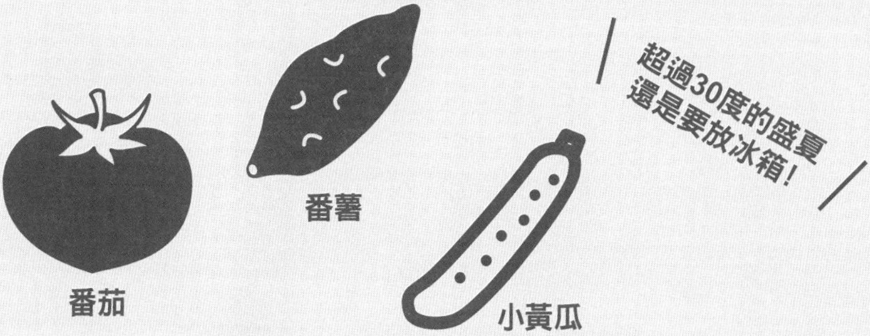

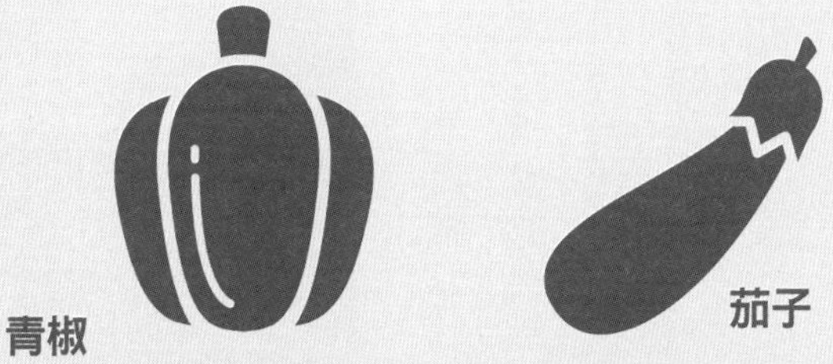

在溫暖環境下生長的夏季蔬菜，如果被冷藏就有可能會劣化，這類蔬菜放在有夾鏈的保鮮袋中常溫保存，可以保存得比較久。

保存蔬菜的3個要點

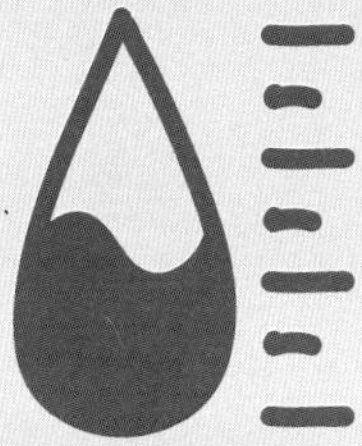

溼度

乾燥會給蔬菜致命的傷害。用報紙或沾溼的紙巾包裹，放進夾鏈保鮮袋或用保鮮膜包起來吧！

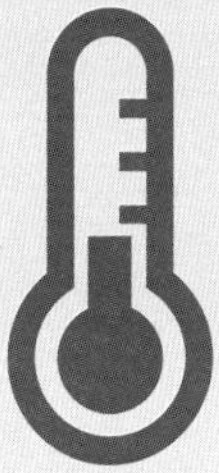

溫度

夏季蔬菜的話，7～8度是適合的保存溫度，要注意不要溫度過低。夏天就視情況保存在冰箱吧！

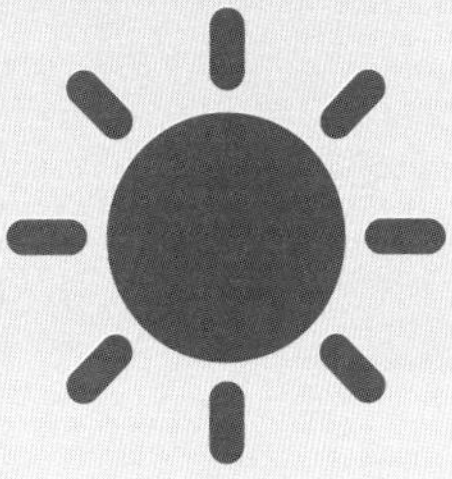

光

蔬菜如果直接曬到陽光的話，就會進行光合作用，並消耗掉蔬菜所含有的胺基酸或維生素等營養。

花蜆的烏胺酸如果冷凍過後會增加8倍

幫助肝臟排毒功能

眾所皆知蜆裡含量豐富的「烏胺酸」，**是由在人體中構成蛋白質、名為「精胺酸」的胺基酸所合成的。在肝臟中解毒氨的時候烏胺酸會發揮作用，並協助肝臟的機能。**過去日本就有「蜆湯很適合解宿醉」的說法，實際上，確實有報告指出烏胺酸可以緩解宿醉症狀。另外，也被認為對恢復疲勞和減輕壓力有效。

但就算是含有較多烏胺酸成分的蜆，含量也只有一點點而已。對此，最近發現了可更有效率攝取烏胺酸的方法，那就是食用冷凍過的蜆。我們已知**在負4度C的環境下冷凍保存蜆的話，和蜆活著的狀態相比，可以讓烏胺酸增加8倍。**

如果是要冷凍買回的生蜆，先讓蜆吐沙後好好洗過，再放入塑膠袋中，用報紙或廚房紙巾包住，並冷凍20小時吧。想讓烏胺酸增加的話，冷凍一段時間是很有效的。如果是超市販售的冷凍蜆，可以隨時在家裡備著，相當方便。烹調時不用解凍，直接加到味噌湯或一般湯中調理，就可以輕鬆攝取烏胺酸。

透過冷凍就可以讓鳥胺酸提高8倍

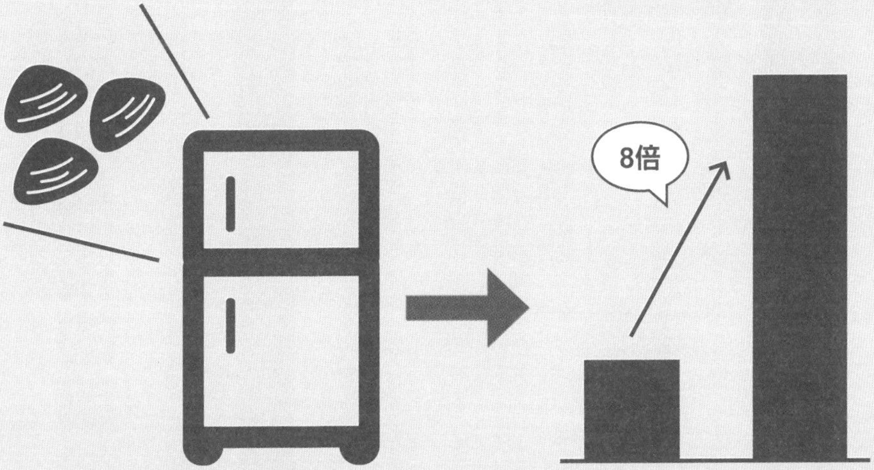

用-4℃的溫度冷凍後……

烏胺酸就可以增加8倍！

蜆的冷凍方法

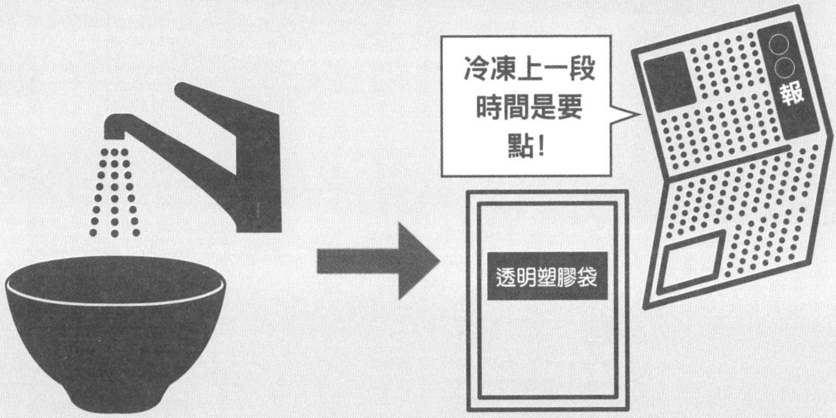

去除髒汙及吐沙

為了使用時可以不用解凍直接料理，冷凍前先吐砂吧。

包起來後冷凍一段時間

洗過的蜆放進塑膠袋中，用報紙或廚房紙巾包起來，冷凍。

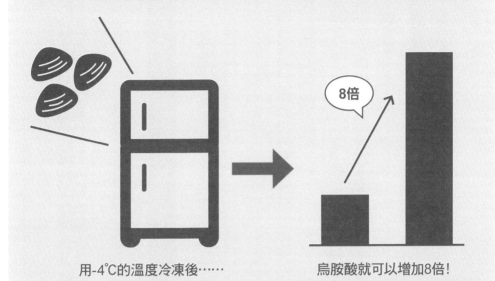

生薑加熱後的藥效成分不同

薑酚和薑油

不管是生的還是加熱過後的薑，都可以在料理中當作佐料或香草植物，是非常實用的蔬菜。用於魚料理或壽司中可以消除魚的腥味，而且有很強的抗菌作用，對造成食物中毒的病原菌有殺菌作用。所以過去就常用來醃漬生魚而受到重視。

薑中的**辛辣成分「薑油」會因為加熱或乾燥，而使得一部分轉變成薑酚，並增加一些對健康有益的功用**。

薑酚除了薑油本身的抗菌、殺菌作用，會提升抗氧化作用及免疫力，更會讓血中膽固醇減少，並有預防傳染病等效果。另外，許多中藥也會使用薑，可以讓身體從內部溫暖起來，被視為可預防疾病的食材。

另外，生薑香氣的主成分薑萜（Zingiberene）可以恢復衰弱的腸胃消化機能，還有抗發炎、緩和腹瀉及解毒等功能。

這個成分會因為薑的細胞被破壞，酵素發揮作用而增強效果，所以**磨泥或是切碎並生吃十分有效。氧化會使殺菌效果受損，所以推薦要食用前才做調理。**

生吃和加熱的藥效成分會有所不同

生薑辛辣的主成分薑油，加熱後就會轉成薑酚，兩者都是對身體有益的成分，但作用有所不同。

生薑	加熱之後
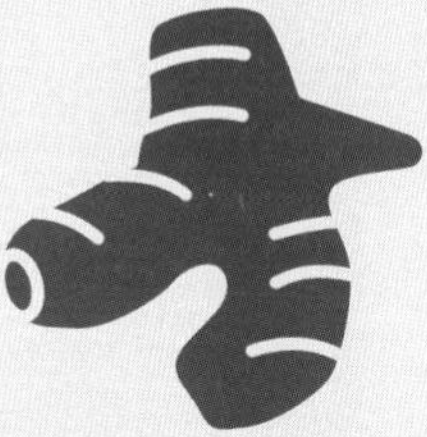	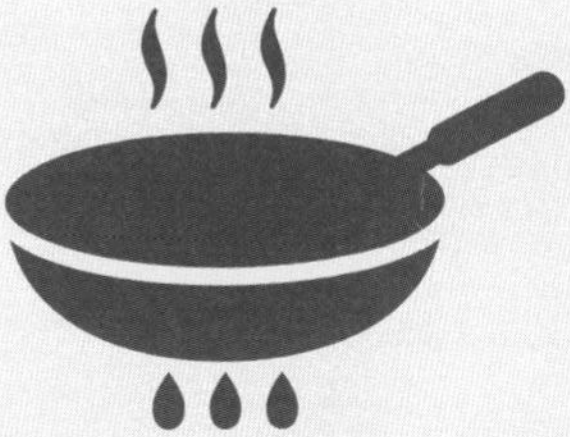
薑油	薑酚
效果 消滅食物中毒的病原菌、 消滅幽門螺旋桿菌、 促進血液循環　等	效果 抗氧化作用、 減少膽固醇、 提高免疫力　等

生吃薑的要訣

薑油容易氧化，所以食用前再做調理吧！另外，因為薑萜成分具有整腸跟解毒作用，並且細胞被破壞後效果更強，所以建議切末或是磨成泥再使用。

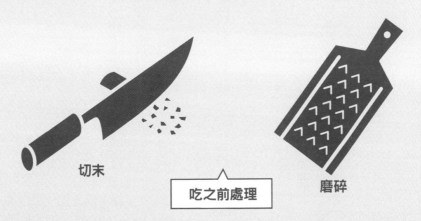

切末

磨碎

吃之前處理

白菜應該要先從內側開始吃

收成後營養會由內而外持續輸送

白菜在採收、為了運送而切斷後，也會繼續生長。

說到白菜的保存，你是否看過白菜中心繼續生長的現象呢？那是因為最外層的葉子，會為了增加葉子而製造需要的糖跟麩醯胺酸，並持續送往中心部，因此，外側的葉子會漸漸失去營養價值。另外，如果從外側開始吃，常常發生吃到中心部分的時候，卻發現內部已經受損的情況。

因此，**白菜首先得從中心的柔軟部分開始食用，如此一來，外側的葉子會保有營養價值，也不用再往內側的葉子輸送養分，所以食用時也能感覺更為甘甜。**

中心部分含有豐富的麩醯胺酸。比外側葉子多了14倍，用於恢復疲勞正好。另外，主要在根部含有可以對抗壓力的GABA，其他還有豐富的維生素跟鉀。為了不讓這些營養流失，要從內部開始食用白菜。

此外，蔬菜切了之後會變得很容易受損，所以用報紙或保鮮膜包好後冷藏保存較佳。

白菜中所含的成分

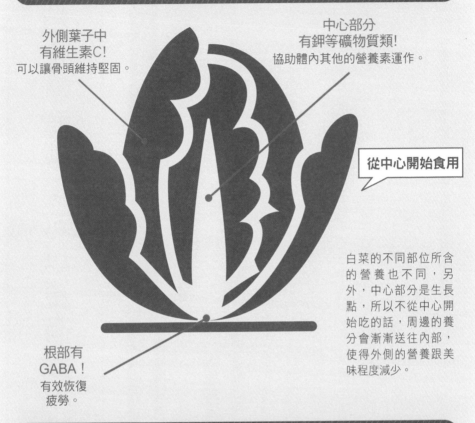

外側葉子中
有維生素C!
可以讓骨頭維持堅固。

有鉀等礦物質類!
協助體內其他的營養素運作。
從中心開始食用
根部有
GABA!
有效恢復
疲勞。

白菜的不同部位所含的營養也不同，另外，中心部分是生長點，所以不從中心開始吃的話，周邊的養分會漸漸送往內部，使得外側的營養跟美味程度減少。

白菜的聰明活用法

葉子正常包覆，具有重量的話就是好吃的白菜。中心切口已變成茶色的話，鮮度會大幅下降，所以最好避開。如果是被切成1/2或1/4的商品，建議挑選中心是平坦狀的，如果中心部分隆起，表示外側的營養被送往內部以繼續生長。

切法

①從根部往中心部分切下10公分左右的深度。
②將大姆指塞入①的切痕，像是剝開般分開。
③從中心部分開始剝下需要的分量。
④食用外側葉子時就用切塊的，中心部分則是細切或是斜切片。

植化素煮成湯可以更有效率地攝取

切碎或絞碎也很難破壞它，但加熱卻能讓它變得容易被破壞。所以煮湯來吃是最有效率的攝取方式。

蔬菜煮到變軟的話，約8～9成的植化素就會溶解出來。而且其他易溶於水的水溶性維生素或礦物質，也會因為煮成湯而可以毫無遺漏地吸收，好處多多。

建議每天攝取的蔬菜湯材料有南瓜或胡蘿蔔、洋蔥、高麗菜等，是一年四季都很容易購得又富有營養價值的蔬菜。皮裡面有很多營養素，所以請一定要連皮一起料理。

關鍵在於破壞蔬菜的細胞壁

現在，植化素因各種機構的研究進展而受到矚目。這些成分是蔬菜或水果等植物們為了保護自己的果實而製造出的。常聽到的有綠茶的兒茶素、或是黃豆的異黃酮、葡萄的花青素、番茄的茄紅素，胡蘿蔔的β-胡蘿蔔素等也被歸為此類。

雖然它不是碳水化合物或脂質等對生命維持很重要的五大營養素，但已知它有強大的抗氧化能力及能讓免疫力提高的功能，還可以排毒及抑制癌症。

這個**植化素被堅固的細胞膜所包圍。就算**

所謂的植化素

這個成分就是植物或水果、海藻等的色素及香氣來源，有許多是可以保護身體不受紫外線或有害物質侵害，或是有抗氧化作用的成分，所以又被稱為第七大營養素。

花青素

抗氧化作用
抑制膽固醇

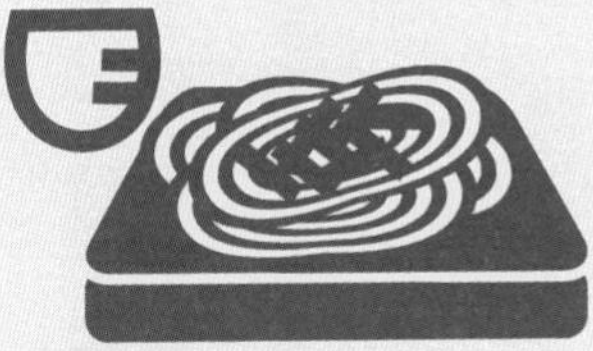

芸香苷

強化微血管
預防出血性疾病

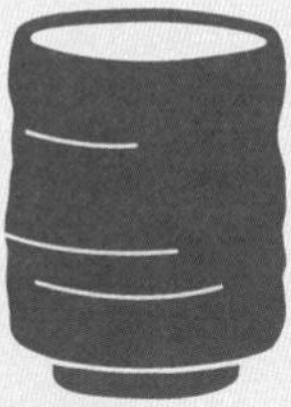

兒茶素

抗氧化、殺菌作用
抗凝血

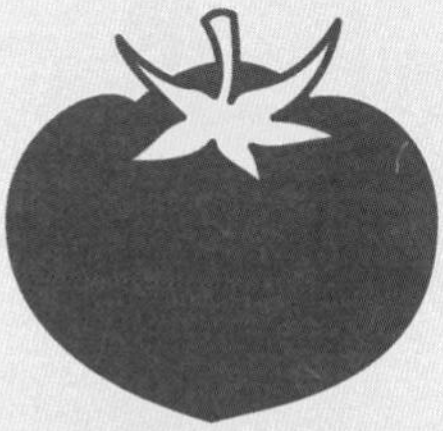

茄紅素

減少斑點及脂肪堆積
抗氧化作用

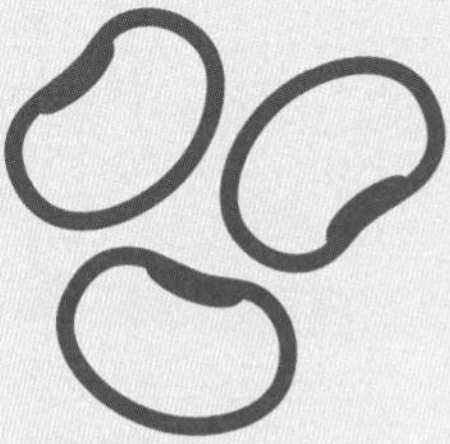

異黃酮

調整女性荷爾蒙
改善手腳冰冷

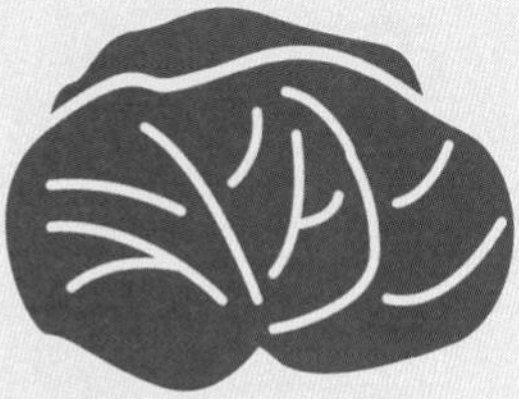

蘿蔔硫素

解毒化學物質
防癌

煮成湯來破壞細胞壁

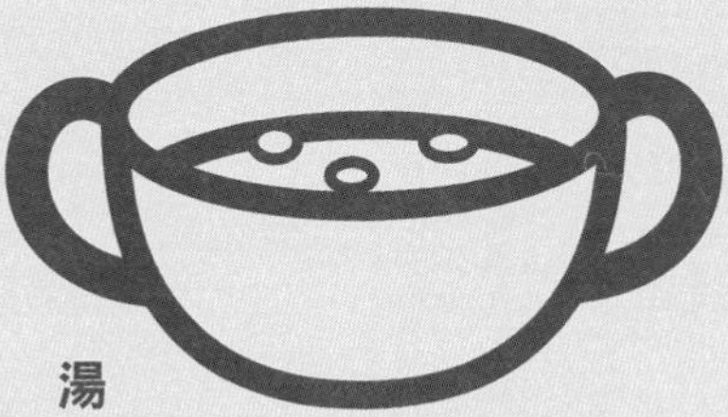

湯

破壞了植物細胞壁的湯，可以溶出8～9成的植化素，能有效率地攝取營養。

丟掉太浪費了！蔬菜的葉、莖、皮、種子

通常丟掉的部分才有重要的營養成分

蔬菜的葉及莖、皮、種子常常會被丟棄，但其實有些比一般常吃的果實部分有更多營養，又或是含有本體所沒有的營養。明明只要經過處理和烹調，就可以盡情、美味地享用重要的營養，丟掉的話就太可惜了。

廣為人知的是花椰菜的莖，莖裡含有跟叢生花蕾部分等量的維生素C。**如果連著莖一起完整過火烤過再切，就可以將維生素C的流失控制在最小限度。**

白蘿蔔的葉子有豐富、本體幾乎不含的維生素C。如果切碎後用鹽醃漬，就能不破壞易受高溫影響的維生素C而完整攝取。

含有豐富β-胡蘿蔔素的南瓜，種子和綿狀纖維的部分含有維生素E或不飽和脂肪酸等可預防文明病的營養素。如果直接料理的話，無論外觀跟口感都不好，所以建議可以把種子及綿狀纖維放入小袋中熬湯，只熬出其營養成分。

吃皮或葉子時，殘留農藥讓人很擔心。但是農作物的殘留農藥基準值管理十分嚴格，不用過度擔心會對健康有壞影響。如果很在意的話，在料理前仔細用水洗過，就可以安心吃了。

不丟棄蔬菜的料理法

蔬菜的皮或種子等含有很多營養，所以儘量不要丟棄，吃了也可以減少廚餘，可說是一舉兩得。

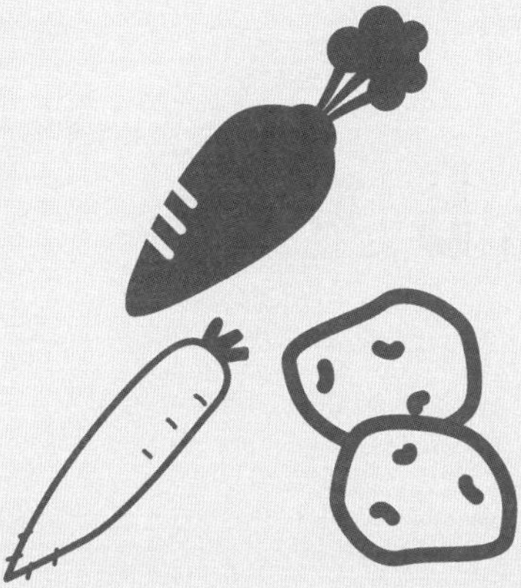

皮

胡蘿蔔或白蘿蔔的皮用日式炒法處理，馬鈴薯建議煮過後搗成泥做馬鈴薯沙拉。如果皮很多的話，就收集起來一次炸吧！

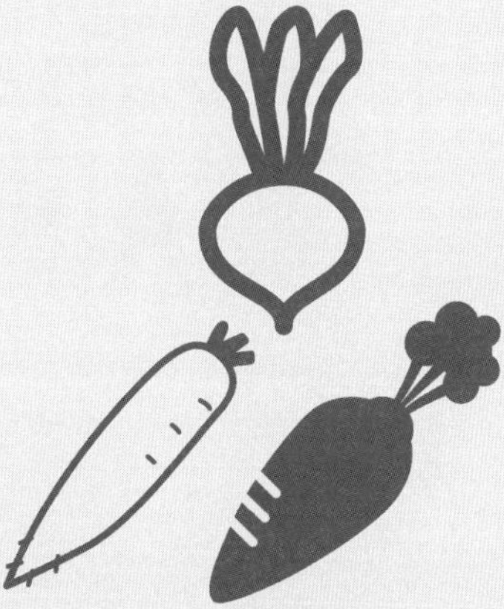

葉子

胡蘿蔔、白蘿蔔、蕪菁等根莖類蔬菜的葉子可以炒或是做成韓式拌菜（Namul）。細切後放在拌飯上也可以增添色彩。

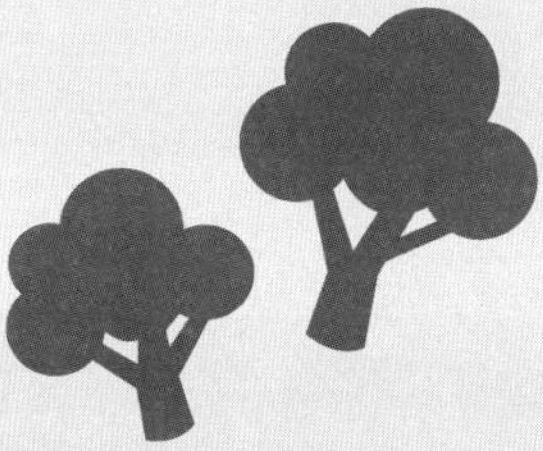

莖

花椰菜的莖切成片狀並簡單醃過就很好吃。炒了之後吃也可以。

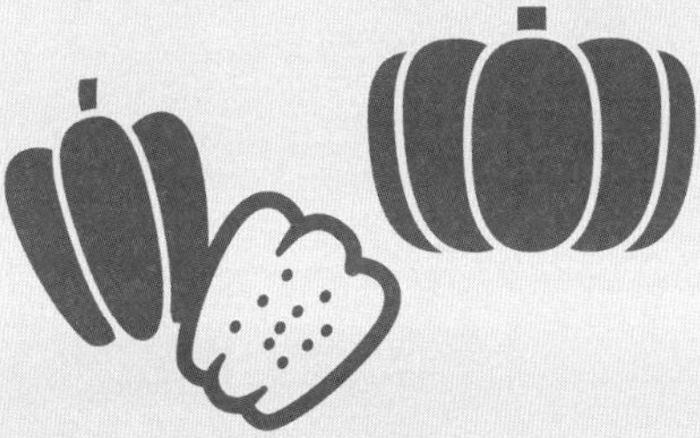

種子

青椒的種子或綿狀纖維部分是可食用的，可以用法式煸炒之類的方式整顆食用；南瓜的種子炒過後可以直接吃，就把它當成營養量超高的點心吧！

這種時候吃什麼才有效？

很多男性會有的症狀篇

Q1.

不小心喝過頭了，是不是覺得很後悔？

對宿醉有效的是？

A 蜆湯 vs. B 柳橙汁

答 B

柳橙汁的維生素C可以加速分解酒精分解後出現的乙醛。雖然蜆湯也很好，含有幫助肝臟運作的牛磺酸及烏胺酸，但蜆湯在喝酒之前喝才是最好的。

Q2.

在對基因感到失望而放棄前，先試試調整飲食吧！

能防止掉髮的是哪一個呢？

A 羊栖菜 vs. B 杏仁

答 B

含有許多礦物質的海藻有可以成為頭髮原料的豐富營養素，但是無法預防掉髮，如果要預防掉髮，推薦吃能促進血液循環的杏仁這類含有豐富維生素E的堅果類。

Q3.

吸菸或過度食用便利商店的食物，攝取鹽分過多而

使血液變得濃稠，如何讓血再度變清？

A 青背魚 vs. B 珍珠薏仁

答 B

青背魚的DHA或EPA可以預防血栓，但如果要讓血液變清，則需要清理腸胃。珍珠薏仁的可溶性膳食纖維，可以排出腸道內多餘的脂質，讓血液變清。

第4章

五大營養素
及強大功能

碳水化合物是什麼？

碳水化合物就是醣類＋膳食纖維

「碳水化合物」跟蛋白質、脂質並稱為三大營養素。它可以分為**在體內成為熱量來源的「醣類」，以及不會被消化也不容易被當成能量來利用的「膳食纖維」，兩者合稱為碳水化合物**。雖然碳水化合物常直接被視為醣類，但**嚴格來說，碳水化合物不等於醣類**。

醣類依據構造，可分為單醣、雙醣（寡醣）、多醣類。其中，葡萄糖及果糖等單醣類，以及蔗糖或乳糖等雙醣類，可以總稱為「糖類」。醣類跟糖類也是很容易混淆的名詞，想成是醣類這個大分類底下有糖類，應該會比較好懂吧！糖類中的葡萄糖也是腦唯一的熱量來源，是我們身體不可或缺的營養。

膳食纖維的作用是吸收腸內多餘的物質再排出體外。可分成吸收水分後會膨脹、抑制多餘醣類或脂質吸收的「可溶性膳食纖維」，以及不會溶於水、可以刺激腸道並增加糞便體積的「不可溶性膳食纖維」。

人類一天攝取的熱量中，一般認為50～60%來自碳水化合物較好，膳食纖維的一天目標攝取量是男性20g以上，女性18g以上。一起以健康的飲食生活為目標吧！

碳水化合物的組成

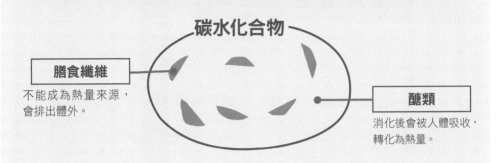

醣類和膳食纖維的種類

醣類

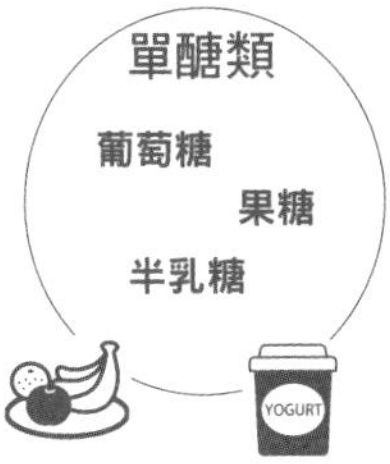

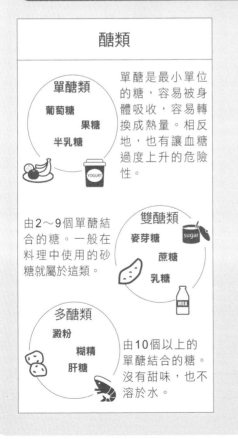

單醣是最小單位的糖，容易被身體吸收，容易轉換成熱量。相反地，也有讓血糖過度上升的危險性。

由2～9個單醣結合的糖。一般在料理中使用的砂糖就屬於這類。

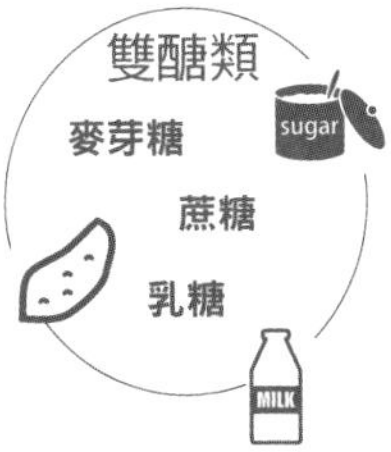

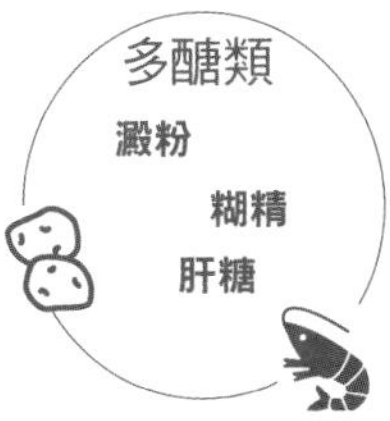

由10個以上的單醣結合的糖。沒有甜味，也不溶於水。

膳食纖維

不可溶性膳食纖維	可溶性膳食纖維
刺激腸道促進蠕動，增加糞便分量，也有整頓腸道環境的功能。	吸收水分後會膨脹，在體內會妨礙吸收醣類和脂質，促進排泄。

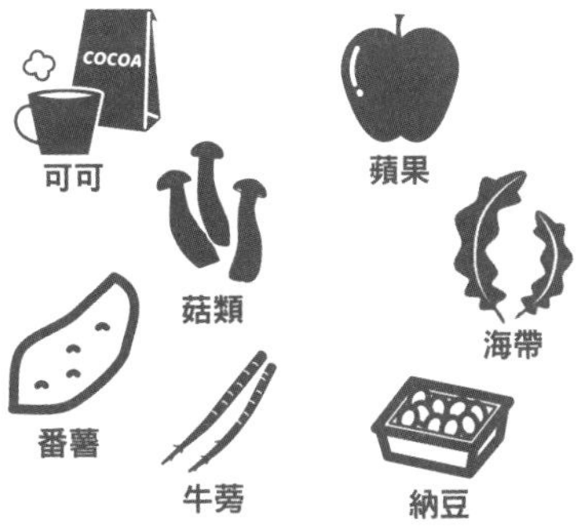

為什麼醣類攝取過多會變胖？

多餘的醣會轉換成脂肪

脂質攝取過度會讓體脂肪增加，這很好懂。但是為什麼攝取過多醣類也會讓體脂肪增加呢？

進入體內的醣類，會在小腸裡分解成葡萄糖（糖），被吸收後透過血管運送到全身的組織。糖被帶進血管裡後，血糖值就會上升，接著胰臟會分泌胰島素。關於胰島素的作用，是讓糖可以轉為能被細胞利用的熱量。但是，**血管內的糖如果增加過多，血糖值就會急速上升，使得胰島素的運作跟不上，糖就沒辦法被當成熱量來利用。**多餘的糖會變成脂肪，被儲存到肝臟或脂肪細胞裡。換言之，醣類攝取過多會變胖，這都是多餘的醣分所造成的。

而利用這個人體機制的就是現在經常成為話題的「限制醣類減肥法」，醣類攝取量如果變少就能抑制血糖上升，也就可以防止多餘的醣變成脂肪了。但是**過度地限制醣類會讓營養均衡變差，造成其他不適及疾病**。感覺變胖的話，控制醣類攝取或是注重「蔬菜先吃法（P.26）」都會有效果。建議不要勉強限制自己攝取醣類，而是好好跟醣類相處。

醣變成脂肪

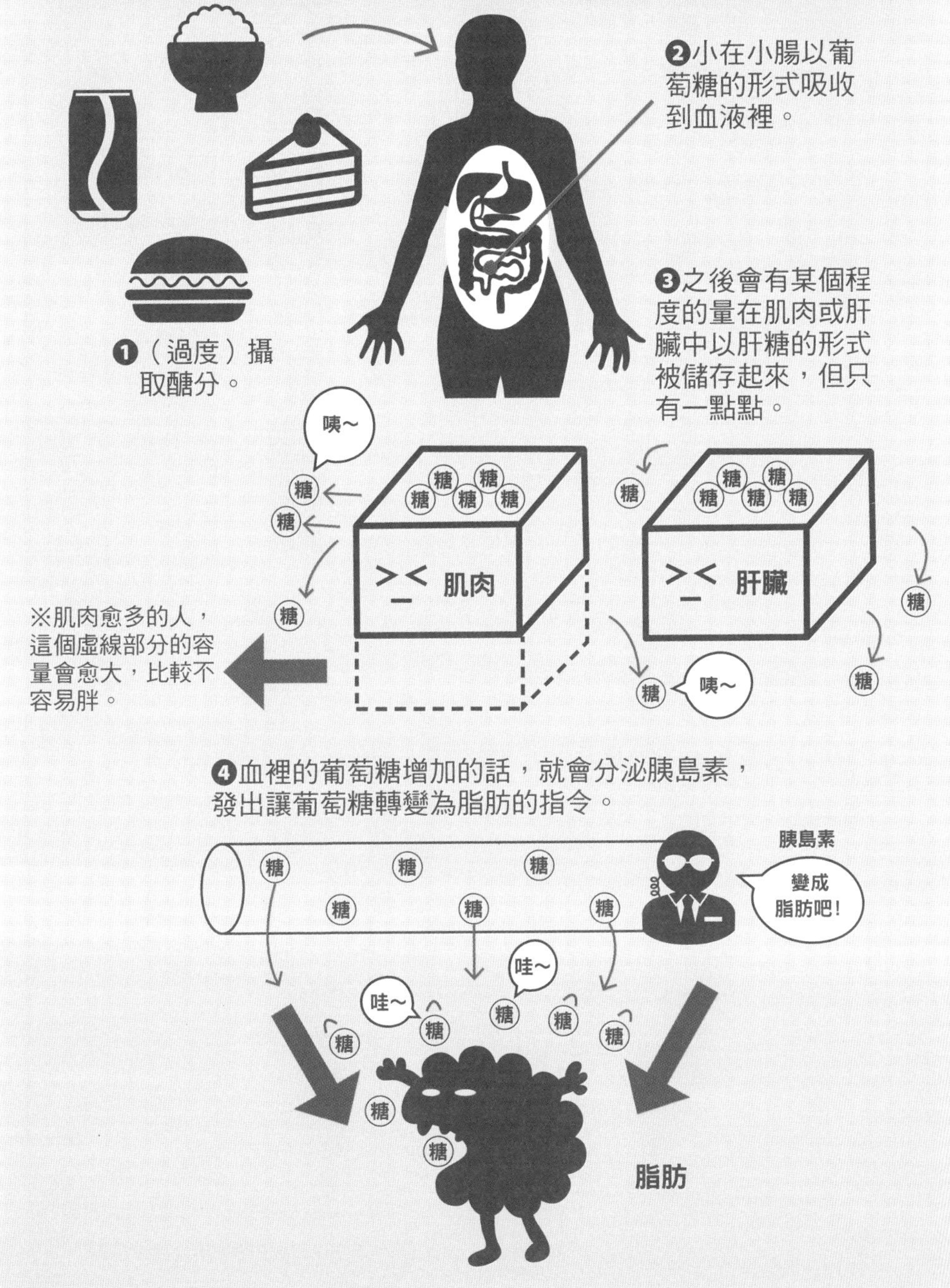
❶（過度）攝取醣分。
❷小在小腸以葡萄糖的形式吸收到血液裡。
❸之後會有某個程度的量在肌肉或肝臟中以肝糖的形式被儲存起來，但只有一點點。
咦~
糖
肌肉
肝臟
咦~
※肌肉愈多的人，這個虛線部分的容量會愈大，比較不容易胖。
❹血裡的葡萄糖增加的話，就會分泌胰島素，發出讓葡萄糖轉變為脂肪的指令。
胰島素
變成脂肪吧！
哇~
哇~
脂肪

構成皮膚、肌肉等的最強營養素「蛋白質」

組成身體並發揮正常機能的原料

肌肉或內臟、血液、骨頭、皮膚、指甲、頭髮等，組成我們身體組織的營養材料就是「蛋白質」。蛋白質也是調節全身各種機能的「荷爾蒙」、促進消化或代謝機能的「酵素」原料。因此，**蛋白質不足的話，肌力會變弱，皮膚或頭髮的新陳代謝會衰退，身體各器官的正常機能也會喪失，對全身都有不良的影響。**特別是成長期的小孩如果蛋白質不足，會造成肌肉或骨頭發育遲緩，生長荷爾蒙的分泌低落，有妨礙健全發育的危險。

雖然蛋白質是這麼重要的營養素，**但卻無法儲存在體內**，因此，每天的飲食都需要注意攝取。另一方面，蛋白質攝取過度的話會對身體有害。**分解蛋白質是在肝臟進行，所以如果攝取過度會對肝臟造成負擔。**而且蛋白質被分解的時候會產生並排出毒素，所以對腎臟也會造成很大負擔。另外，肉及蛋、乳製品等動物性蛋白質攝取過多的話，同時也會造成脂質攝取過度，也會成為肥胖或文明病的原因。

不要攝取過度或不足、維持適量，是攝取蛋白質時的守則。

蛋白質跟維生素B_6很搭

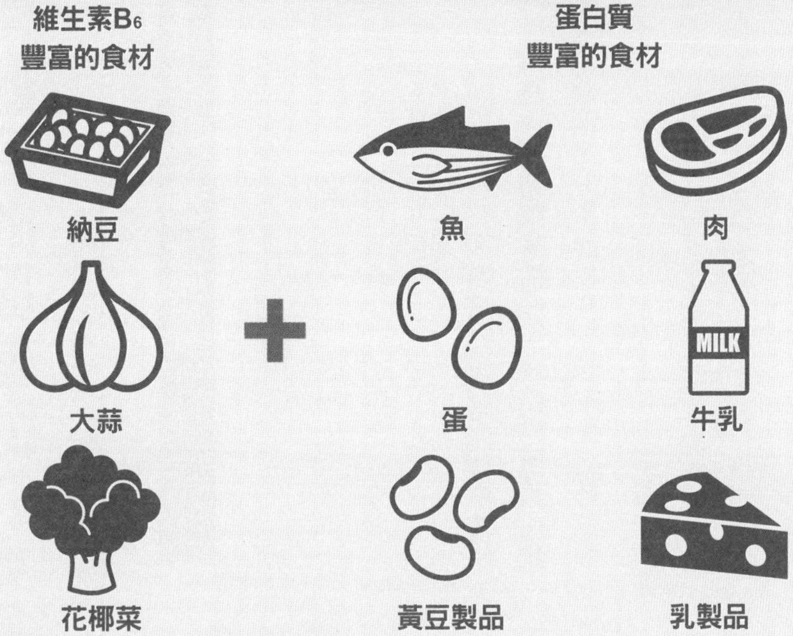

蛋白質無法儲存在體內，所以每天都攝取適量蛋白質是很重要的。和維生素B_6一起攝取的話，會更容易分解及合成蛋白質。

人體有兩成是由蛋白質所構成

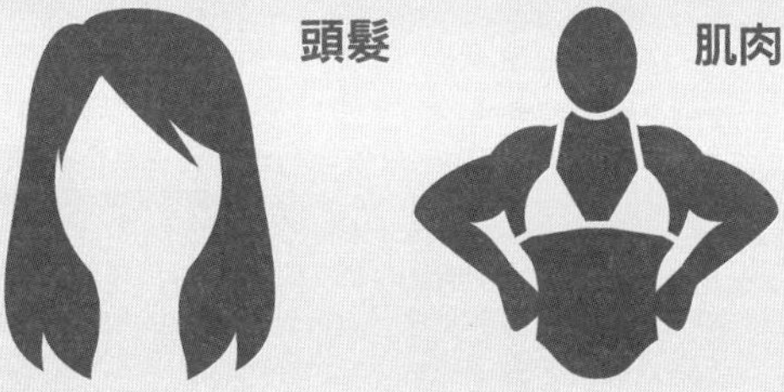

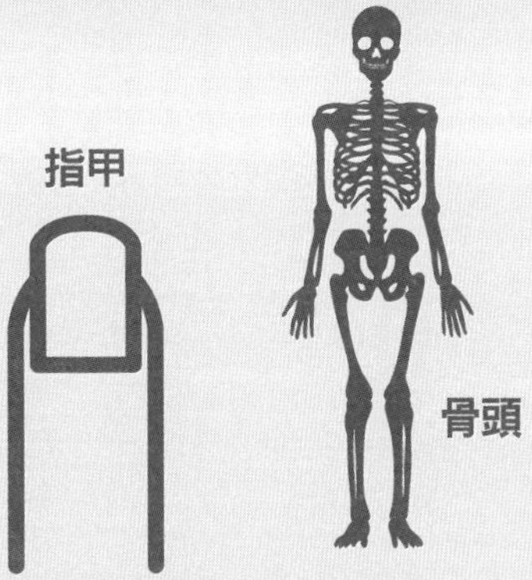

如果不能好好攝取蛋白質，肌肉就無法形成而使得代謝低落且容易疲憊，會有皮膚變粗糙、集中力低落等各種不適。

常聽到的胺基酸究竟是什麼？

組成蛋白質的「超」重要物質

要組成人體需要約10萬種的蛋白質，而蛋白質是由大約20種的「胺基酸」組合而成。飲食中所攝取的蛋白質會先在體內分解成胺基酸，再合成身體必要的蛋白質並加以利用。

20種胺基酸中，**人體沒辦法合成的9種胺基酸被稱為「必需胺基酸」，其他11種為「非必需胺基酸」**。毋庸置疑，不管哪種都是我們身體不可或缺的胺基酸。但是必需胺基酸沒辦法在體內合成，所以注意攝取是很重要的。

值得參考的是評估蛋白質品質的「胺基酸分數」。這是評價食品中所含有蛋白質「品質」的指標。意思是愈接近滿分100分，9種必需胺基酸的平衡就愈好。**食物中所含必需胺基酸的比例愈好，則食用效率佳，可謂優良蛋白質，也就對打造健康身體更有幫助。**

肉、魚、蛋、牛奶作為胺基酸分數高的食品，胺基酸分數全都是100。植物性蛋白質中黃豆有很高的分數，只要攝取這些，菜單就能毫無遺漏地覆蓋必需胺基酸、維持良好平衡。

何謂胺基酸分數

胺基酸在體內無法合成，只能透過食物攝取蛋白質。胺基酸分數標註的就是食品是否均衡包含全部9種必需胺基酸，並且可以成為選擇好蛋白質或高蛋白食品的指標數值。

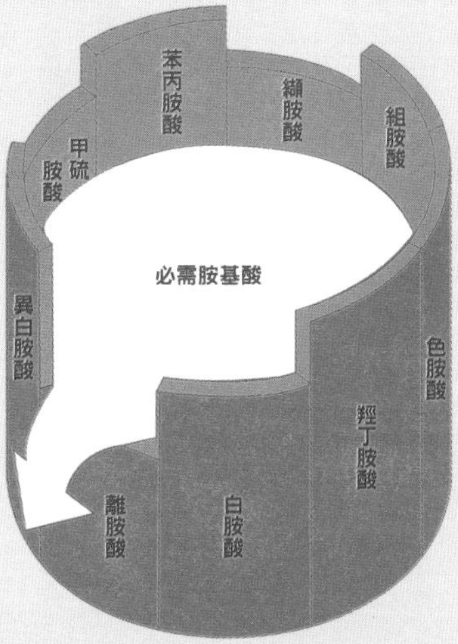

9種必需胺基酸中，如果有一種含量較低，其他8種就會因應這個狀況得出數值。

主要食品的胺基酸分數

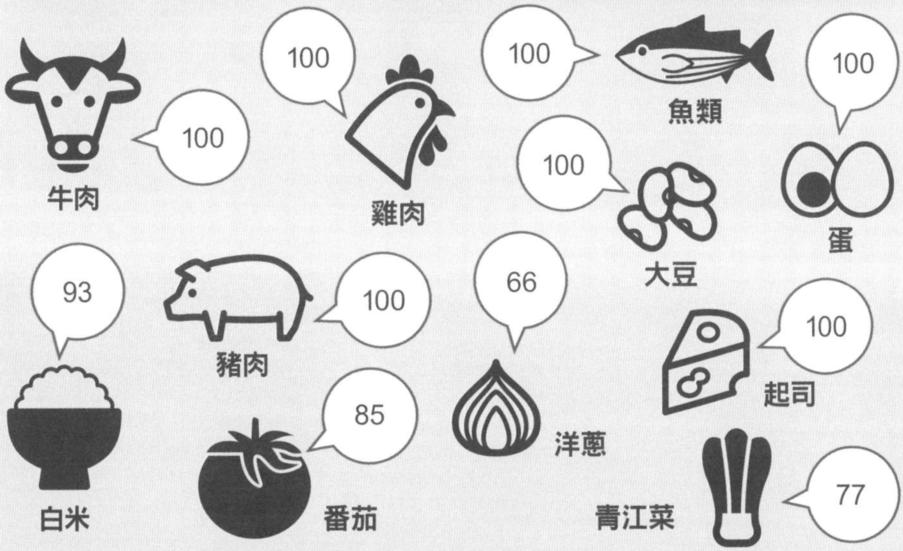

參考資料：日本食品標準成分表2015年版（七校）胺基酸成分表篇

「脂質」對減肥來說超重要！

不只是「肥胖的根源」也是重要角色

1g的脂質可以產生9大卡的熱量，是效率很好的能量來源。如果能量沒有消耗完，就會以皮下脂肪或內臟脂肪的方式儲存起來，幫助維持體溫或保護臟器。而脂質還可以成為調節身體機能的荷爾蒙或包住細胞的細胞膜原料，也可以幫助脂溶性維生素的吸收。

雖然脂質像這樣在我們的身體裡活躍，但攝取過度不僅會肥胖，還會引發動脈硬化或心肌梗塞等文明病。雖然脂質容易被認為是「盡可能有所節制會比較好的東西」，但實際上，**在意肥胖的人才更應該視為助力**。油膩的料理雖然容易感覺到飽，相對地，脂質也有讓飽足感持續的效果。你曾有過減肥時只吃簡單的食物，結果因為耐不住飢餓感而暴飲暴食的經驗嗎？比起變成那樣，**不如適度地攝取脂質並好好獲得飽足感吧！**脂質的基準量是1天必要能量的約20～25%（1天1800大卡的話約40～50g）。並且要控制點心，增加運動等取得生活均衡，才容易減肥成功。

脂質是重要的營養素

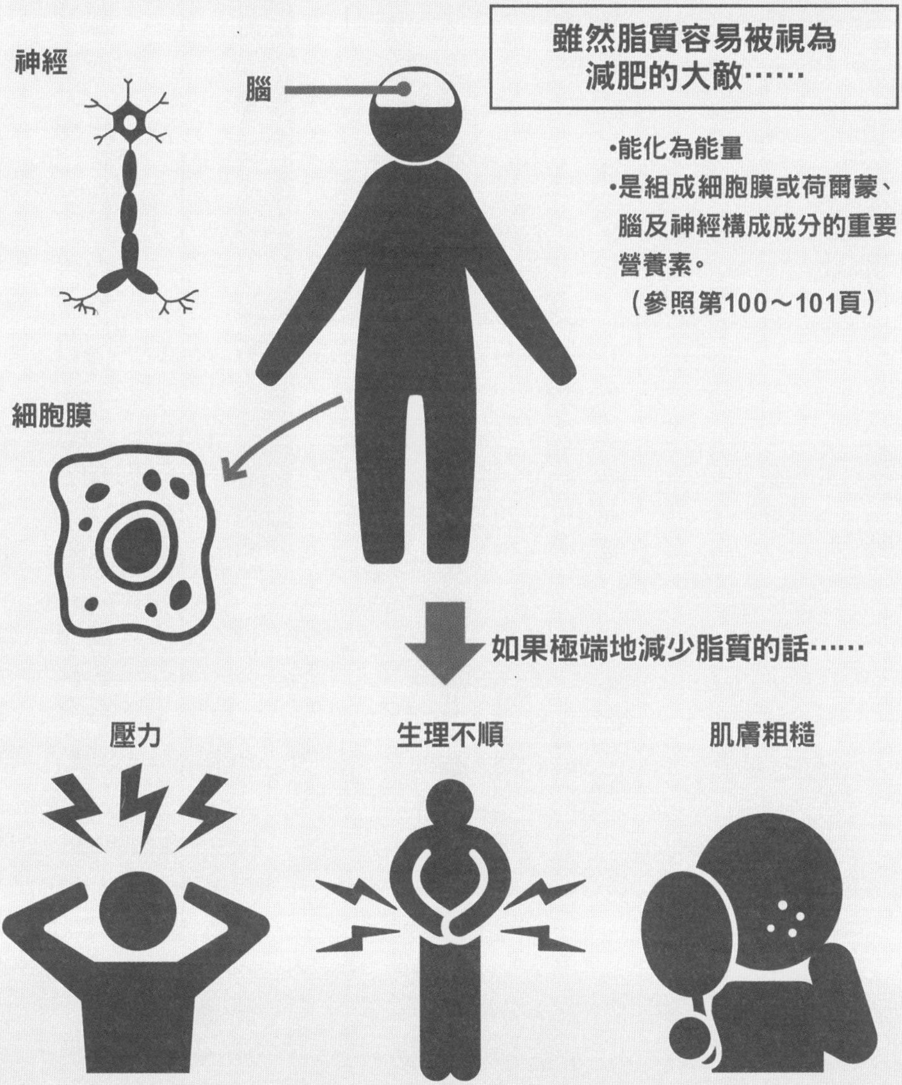
神經
腦
雖然脂質容易被視為
減肥的大敵……
•能化為能量
•是組成細胞膜或荷爾蒙、腦及神經構成成分的重要營養素。
（參照第100～101頁）
細胞膜
如果極端地減少脂質的話……
壓力
生理不順
肌膚粗糙

還有可能造成腦疾病
或心血管疾病！

對身體好的油是怎樣的油？

決定脂質性質的是脂肪酸

脂質也有很多種性質，會因為各自類型而使得性質有很大差異。**脂質的性質是由主成分「脂肪酸」來決定**。脂肪酸有各自不同的構造，大致上可分為「飽和脂肪酸」和「不飽和脂肪酸」兩類。飽和脂肪酸主要是動物性油脂，不飽和脂肪酸則會含在植物性油脂或魚油中。不飽和脂肪酸還可以進一步分成「單元不飽和脂肪酸」和「多元不飽和脂肪酸」兩種，多元不飽和脂肪酸則可以再分成「ω-3系列」和「ω-6系列」等更細的分類。

近年來因為健康油風潮而引起話題的「亞麻籽油」「荏胡麻油」中，就有ω-3系列的脂肪酸「α-亞麻酸」。另外青背魚中含有的「二十碳五烯酸（EPA）」及「二十二碳六烯酸（DHA）」也是ω-3系的脂肪酸。目前已知**ω-3脂肪酸中有可以讓血裡面的中性脂肪或壞膽固醇減少的作用。**

α-亞麻酸等體內不能合成的脂肪酸都是「必需脂肪酸」，需要每天透過飲食攝取。另一方面，飽和脂肪酸會增加血中的脂質，所以要注意控制不要攝取過多。為了適度攝取脂質，就得像這樣了解各種脂肪酸的不同性質。

油（脂）的種類及要點

脂肪酸	種類			主要脂肪酸	主要食品	特徵
脂肪酸	飽和脂肪酸	長鏈脂肪酸		棕櫚酸	•豬油 •肉類的油 •奶油	常溫下是固體，容易被身體吸收，也容易被當成能量來利用，但是容易堆積在體內，是容易讓人變胖的油。
		短鏈脂肪酸		丁酸		
		中鏈脂肪酸		月桂酸	•椰子油	一般認為植物性椰子油不容易堆積在體內。也有報告說可以補足腦部能量不足或是抑制記憶力低落的作用。
	不飽和脂肪酸	多元不飽和脂肪酸（對高溫耐性低）	ω-3	α-亞麻酸 EPA DHA	•鯖魚或秋刀魚等青背魚 •荏胡麻油 •亞麻籽油 •紫蘇油	α-亞麻酸可以在體內變成EPA或DHA，而讓血中的中性脂肪減少並讓腦可以活化，有壓抑過敏症狀等許多維持身體健康的效果。
			ω-6	亞麻油酸 花生四烯酸	•肝 •蛋白 •胡桃 •紅花油 •芝麻油	可以讓壞膽固醇的值降低，但是攝取過度會引發過敏。
		單元不飽和脂肪酸（有高溫耐性）	ω-9	油酸	•橄欖油 •菜籽油 •芥花油	在不飽和脂肪酸中屬於比較能抗氧化，也適合加熱烹調的。可以預防動脈硬化、心臟病、高血壓等文明病，或是減少壞膽固醇。另外，促進排便的效果也值得期待。

把腸內環境整頓到最棒狀態的膳食纖維

讓通便順暢也讓腸道乾淨

食物含有的碳水化合物中，除了醣類以外，就是「膳食纖維」了。因為在體內負責的功能相當重要，所以被稱為五大營養素之後的「第六大營養素」。膳食纖維各有各的性質，可分為「可溶性膳食纖維」及「不可溶性膳食纖維」。

可溶性膳食纖維是可溶於水的膳食纖維，包括蔬菜及水果含有的「果膠」、海藻的黏液成分「海藻酸」等。**可以把老廢物質包裹起來跟糞便一起排出，或是讓糞便軟化使得排便順暢，以及讓醣的吸收速度變慢而抑制血糖急速上升等作用。**

不可溶性膳食纖維是不能溶於水的膳食纖維，以黃豆的「纖維素」作為代表。**吸收水分後會膨脹並通過腸道，可以刺激腸道來促進排便。**

除了這兩類以外，還有烹調、加工的過程中穀物或豆類會產生的一種膳食纖維「抗解澱粉」。它會被腸內細菌分解，協助打造腸內益生菌容易生長的環境。

持續攝取這些膳食纖維的話，可以讓腸道環境保持在良好的狀態。相反地，不足的話會導致排便不順，壞菌增殖使得腸道環境惡化。

膳食纖維有2種

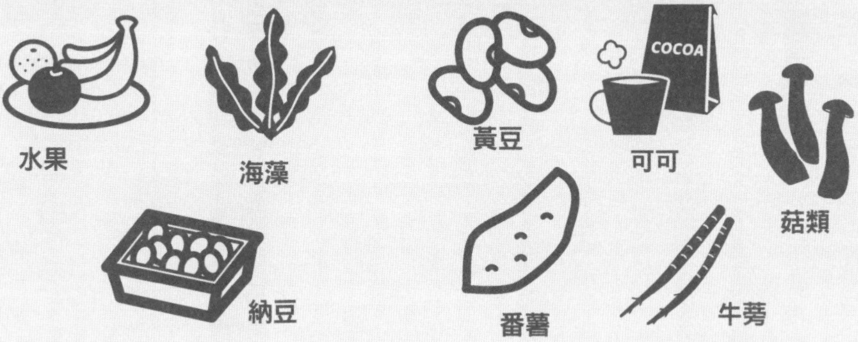

含有豐富可溶性膳食纖維

可以讓糞便軟化，排便順暢。攝取過多的話有時會造成下痢。

不可溶性膳食纖維

吸收水分後會膨脹，刺激腸道並促進排便。攝取過度的話，也可能會讓糞便變硬並妨礙排便，便祕的人要多注意。

便祕的人要注意不可溶性膳食纖維

可溶性
膳食纖維
進行蠕動運動，腸壁會緩緩波動。
不可溶性
膳食纖維

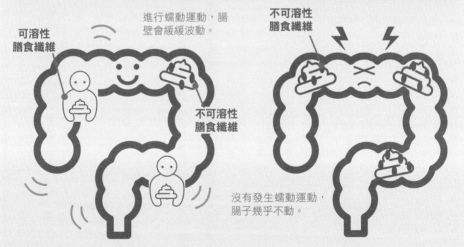

排便順暢的人腸子會蠕動，利用可溶性膳食纖維和不可溶性膳食纖維，就能更加順暢！

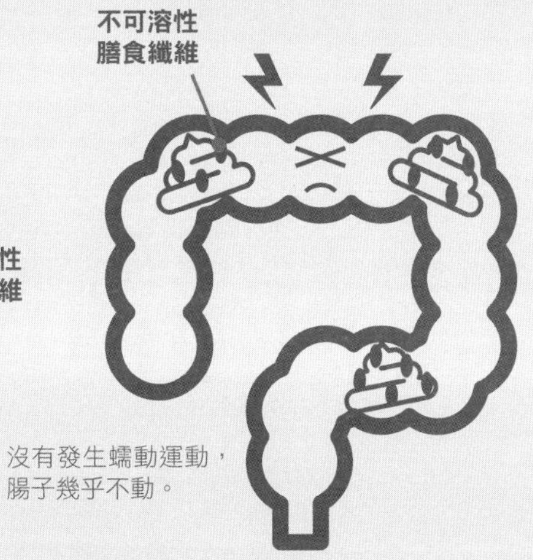

便祕的人腸子不會蠕動，而攝取不可溶性膳食纖維後，糞便會變得更有分量，而容易使得便祕更加惡化。

大便很臭是因為腸子充滿壞菌！

增加益生菌來讓腸道環境保持良好

糞便不只是單純把食物殘渣聚集起來，健康的人糞便約有7～8成是水分，剩下的2～3成是腸道細菌和其殘骸，還有從腸道剝落的黏膜、食物的殘渣。

腸道環境健康的話，糞便不會有太強的味道。腸內細菌中的乳酸菌或比菲德氏菌等「益生菌」會讓食物的殘渣發酵，抑制腐敗。但是**如果大腸菌等「壞菌」增加的話，腸道環境會惡化。除了放屁的臭味會增加外，也使得糞便變得惡臭。**

腸內環境惡化的首要原因是「腸道菌叢」失去平衡（參照P.32），壞菌多、益生菌少的環境中，腸內的有害物質會不斷增加。如果**持續攝取優格或醃漬物、味噌等含有乳酸菌的食品，就能讓腸道變成益生菌占上風的環境。**

另外，膳食纖維的作用也對腸道環境有很大影響，膳食纖維在腸內會成為益生菌的食物，可以讓糞便變軟，讓糞便體積增加而有使排便暢通的作用。如果糞便在腸道內待得太久，則容易變臭也是當然的，所以攝取膳食纖維來防止便祕是很重要的。

透過食物來改變腸內環境

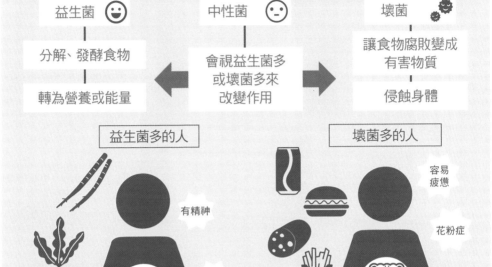

益生菌
分解、發酵食物
轉為營養或能量

中性菌
會視益生菌多或壞菌多來改變作用

壞菌
讓食物腐敗變成有害物質
侵蝕身體

益生菌多的人

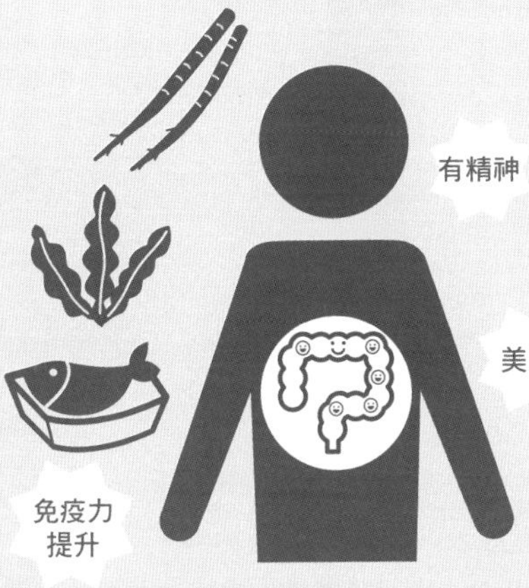

攝取很多可以使腸道保持乾淨的膳食纖維或蔬菜的人，腸內有很多益生菌，腸道內也會自然變得乾淨，而使人健康且有活力。

壞菌多的人

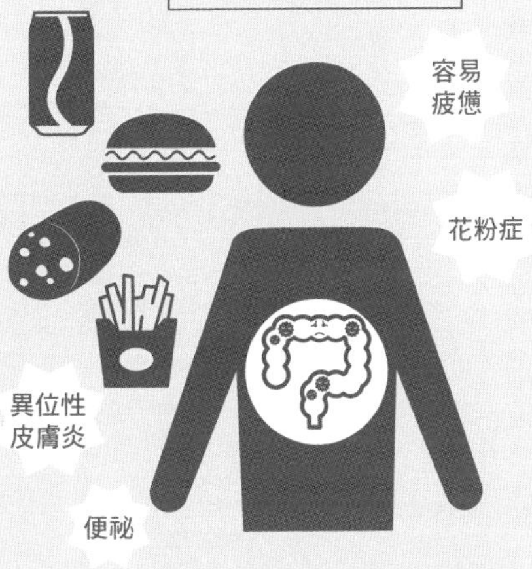

腸內腐敗的屁或糞便會變臭。身體狀況變差，也可能連口腔氣味都跟著變臭。

便便的健康量表

理想的糞便是黃色～接近橘色，是腸內益生菌多的證據。危險的是灰色～黑色的糞便，腸內都是壞菌，糞便停留時間變長，可能會是造成疾病的原因，如果是水狀或顆粒狀的糞便，也是腸道環境不佳的證據。

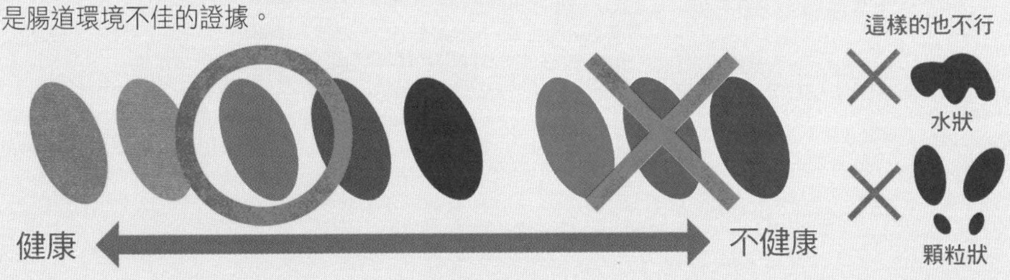

維生素有什麼作用？

幫助其他營養素的機能好好發揮

要用一句話來表達「維生素」角色的話，「幕後英雄」應該很貼切。碳水化合物、脂質、蛋白質這三大營養素可以直接成為能量來源，也能成為製造身體組織的原料。但是**幫助其他營養素好好發揮作用則是維生素的重要角色**。我們的身體能正常保有機能、健康地活著是託維生素的福，這麼說也不為過。

維生素共有13種，分為「脂溶性維生素」及「水溶性維生素」。

「脂溶性維生素」是維生素A、D、E、K這四種。如字面上意思，**性質是易溶於油，跟油一起攝取可以讓身體較容易吸收**。對熱有抗性，有不容易烹調時被破壞的優點；另一方面，如果攝取過度，有造成其他疾病的危險性。

「水溶性維生素」以維生素B群、維生素C為首共有9種，這類**易溶於水也易被高溫破壞，所以為了不因烹調而被破壞，需要做一些處理**。另外，因為不會累積在身體裡，也需要注意缺乏而引起的症狀。

不管哪種維生素的需要量都不多，但是光靠體內的合成不算很足夠，注意每天從飲食中適量攝取維生素吧！

維生素群是幫助三大營養素等其他營養的名配角

和其他營養素合成，可以幫助身體吸收，活化細胞、提高免疫力，也能維持身體健康，是維持精神不可或缺的五大營養素之一，可大致分為水溶性跟脂溶性兩種。

脂溶性維生素

易溶於油，對高溫有耐性。可以透過油炒或是淋上含油沾醬的沙拉來攝取優質油。如果攝取過度會堆積在體內，引發疾病，所以需要注意。

維生素A

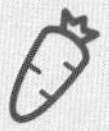

對眼睛跟皮膚的健康是很重要的。

維生素D

健康的骨頭及牙齒所必須的。

維生素E

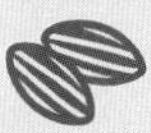

守護身體不受氧化侵害。

維生素K

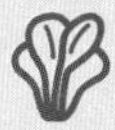

中止出血，輔助鈣的吸收。

水溶性維生素

易溶於水，耐熱性低，烹調前需要處理。蔬菜的話，洗菜及加熱要注意不要過度。

維生素B_{12}

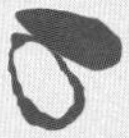

製造紅血球。

維生素B_1
維生素B_2
維生素C
菸鹼酸

泛酸

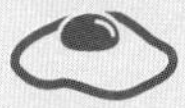

輔助三大營養素的代謝。

維生素B_6

分解並再合成蛋白質。

生物素

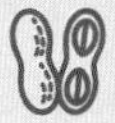

幫助能量代謝，是美麗的肌膚及頭髮必要的營養。

葉酸

和維生素B_2一起製造紅血球，是胎兒期及成長期不可或缺的。

三大營養素及維生素彼此都是必要且不可缺少的

醣類、脂質、蛋白質三大營養素有維生素群的協助，才能發揮力量。
我們在這裡介紹一部分的組合及作用。

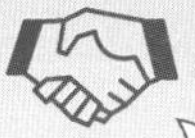

碳水化合物（醣類）＋ 維生素B_1 ＝ 醣類變換為能量。

脂質 ＋ 維生素B_2 ＝ 讓脂質燃燒並轉換成能量，幫助身體製造皮膚、頭髮、指甲、黏膜。

蛋白質 ＋ 維生素B_6 ＝ 幫助分解蛋白質及轉換為能量。

酒精 ＋ 菸鹼酸 ＝ 分解酒精並無毒化。

脂質 ＋ 維生素A ＝ 可以幫助人體更順暢地吸收維生素A。

綠黃色蔬菜的營養
若透過用油料理可提升吸收率

對眼睛和黏膜有作用的「維生素A」

鰻魚及肝臟等動物性食品所含有的「視網醇」、含於綠黃色蔬菜中的「β-胡蘿蔔素」（在體內會轉換為視網醇）及透過β-胡蘿蔔素可攝取的「維生素A」，都是易溶於油的「脂溶性維生素」的其中一種。**已知比起直接生吃，跟油一起攝取，吸收率會變高**。維生素A擁有保護皮膚跟黏膜細胞的作用，是有優異抗氧化力的重要營養素，所以在油的幫助下，盡己所能且有效率地攝取吧！

維生素A不足會對身體有很大的影響，缺乏症為有名的「夜盲症」。維生素A不足的話，會無法充分製造感應光的視網膜必要細胞「視紫質」，在暗處會不容易看清楚。在營養供給狀況不佳的國家，缺乏維生素A也是造成嬰幼兒失明的原因之一。

維生素A攝取過度也是不行的。特別是懷孕初期如果過度攝取的話，有報告顯示胎兒畸形或流產的風險會增加，另外，如果一次大量攝取，則會造成頭痛或想吐這種視網醇所引起的中毒症狀。一般的食物大多攝取過多或過少都會有問題，如果同時服用好幾種維生素或補充食品的話要注意。

維生素A是怎樣的東西？

提升免疫力、讓人不容易感冒，或是製造鼻子或喉嚨、肺黏膜的原料，而使病毒不易入侵人體。另外，對眼睛非常重要，甚至可稱為「眼睛的維生素」。

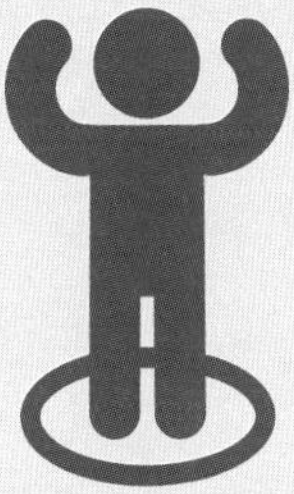
提升免疫力

對抗病毒

眼睛健康

頭髮或肌膚光澤

運用和油脂很合的特性來料理

維生素A是脂溶性維生素，抗熱並易溶於油。利用這個性質，料理時就可以有效率地攝取維生素A。

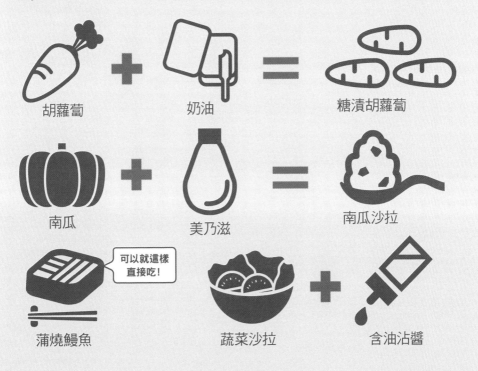

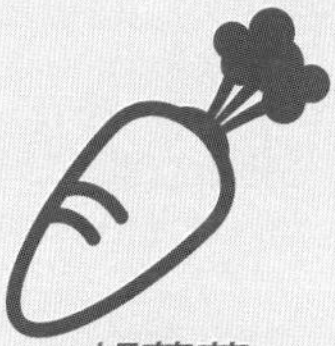
胡蘿蔔
+

奶油
=
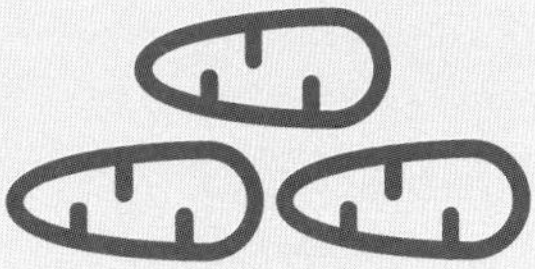
糖漬胡蘿蔔

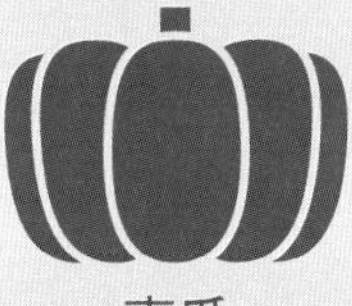
南瓜
+
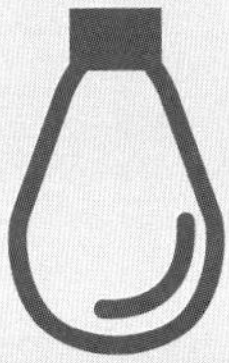
美乃滋
=
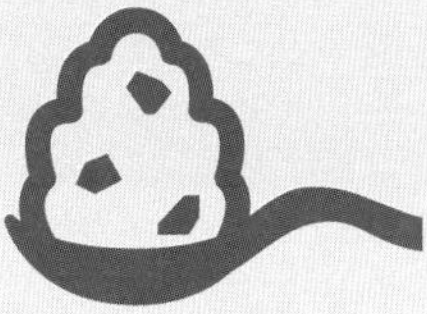
南瓜沙拉

蒲燒鰻魚

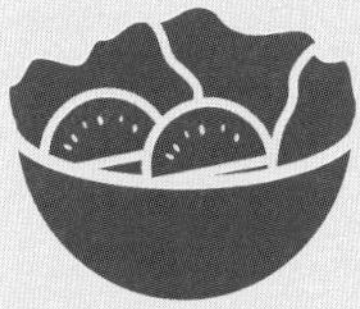
蔬菜沙拉
+
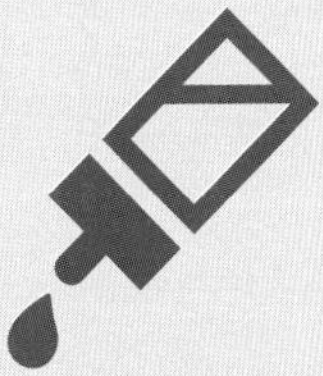
含油沾醬

堅果或酪梨是最棒的抗老食材

守護細胞不要老化的「維生素E」

「抗氧化作用」就是守護人體，不受讓人類細胞氧化、促進老化的「活性氧」侵害，並預防疾病及老化。（參照P.56）而**維生素之中抗氧化效果特別強的就是「維生素E」**。

細胞受到活性氧攻擊後，細胞膜的脂質就會氧化，讓肌膚斑點和皺紋增加，壞膽固醇使動脈硬化惡化後，身體就會不斷老化。這種時候存在於心肌或肝臟、腎上腺等地方的維生素E，就會保護細胞不受氧化影響，並阻止老化進行。

另外，**維生素E也被稱為「抗老維生素」**。它會幫助女性荷爾蒙生成，對**改善生理痛或生理不順等女性特有毛病**也有效。而且也有擴張微血管讓血液循環順暢的作用，可以**改善肩膀僵硬跟容易發冷**的症狀，讓身體由內至外都可以變得年輕。

堅果或酪梨、橄欖油中含有很多維生素E，可以在吃點心或沙拉時輕鬆攝取，和油一起食用的話吸收效率會更好，但因為多是熱量高的食材，要注意別攝取過多。另外，透過營養食品等大量攝取的話，會讓出血的風險上升，所以要避免。

維生素E的抗氧化作用可讓血液暢通

維生素E可保護細胞不受老化之源「活性氧」攻擊，是相當可靠的維生素。又被稱為「抗老維生素」，相當受到女性歡迎。

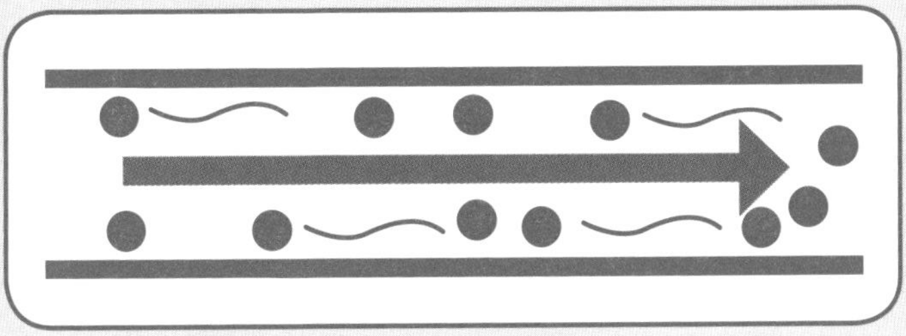

減少過氧化的脂質，血液流通就能順暢。

維生素E豐富的食材

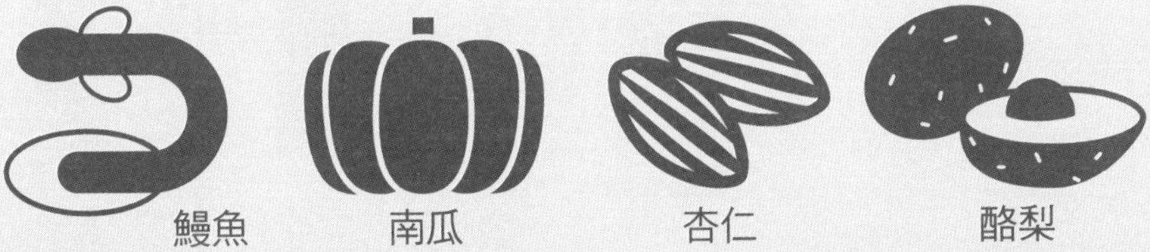
鰻魚
南瓜
杏仁
酪梨

維生素E充滿了受到女性歡迎的要素

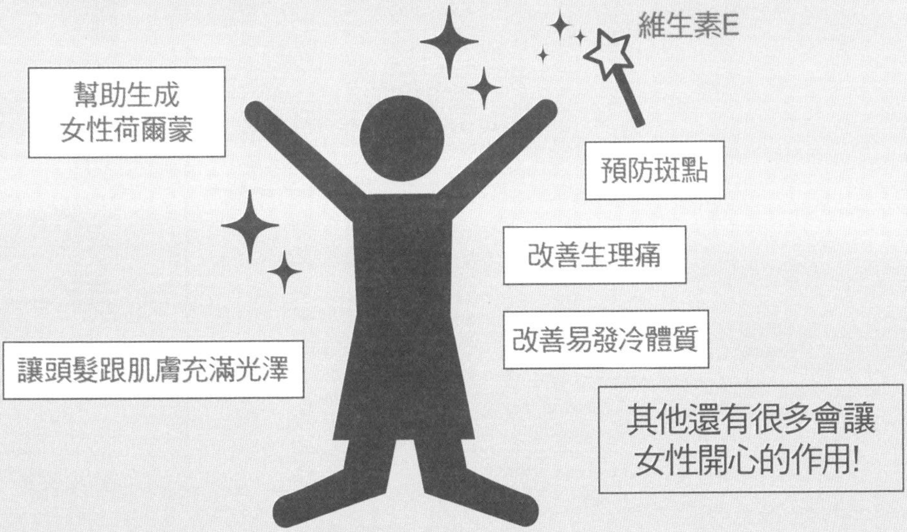
維生素E
幫助生成
女性荷爾蒙
預防斑點
改善生理痛
改善易發冷體質
讓頭髮跟肌膚充滿光澤
其他還有很多會讓
女性開心的作用!

將醣類轉變成熱量所使用的維生素是？

幫助醣類代謝的「維生素B_1」

碳水化合物中的「醣類」，不能直接當成熱量來使用。**醣類會在小腸分解為「葡萄糖」，並作為熱量使用**。這個時候，**幫助葡萄糖產生出能量的酵素，就是「維生素B_1」**。沒有維生素B_1的話，就沒辦法從醣類轉換成熱量，而大量攝取醣類豐富的米的日本人，也經常需要維生素B_1的幫忙，對日本人來說是很親切的一種維生素。

另外，維生素B_1不足的話，醣類的代謝就沒辦法順利進行，特別是大腦不能利用葡萄糖以外的熱量來源，因此對大腦的損害很大。如果大腦能量不足，會讓集中力跟記憶力低下，也會容易暴躁。另外，如果因大量飲酒等造成慢性的維生素B_1不足，也有導致過去日本國民病的「腳氣病」發病的危險性。請不要疏於從飲食中攝取維生素B_1。

維生素B_1易溶於水，也會被鹼分解。因此，要有效率攝取維生素B_1的話，可以直接溶於味噌湯或湯並完整攝取，而且油脂有可以節省維生素B_1於體內被消耗的作用，所以也很推薦煎、炒這類用油的做法。

醣類加上維生素B_1就會變成能量

進入體內的醣類和維生素B_1可以轉化成能量。對經常消耗醣類的大腦影響也很大，有可以讓大腦運轉速度變快的作用。另外，如果是大量攝取甜食或酒等醣類的人，不連維生素B_1都多攝取一些的話，多餘的醣類就會變成脂肪堆積，所以要注意。而且維生素B_1如果不足，醣類就無法好好轉化成能量，會容易造成壓力或煩躁，也容易疲勞。

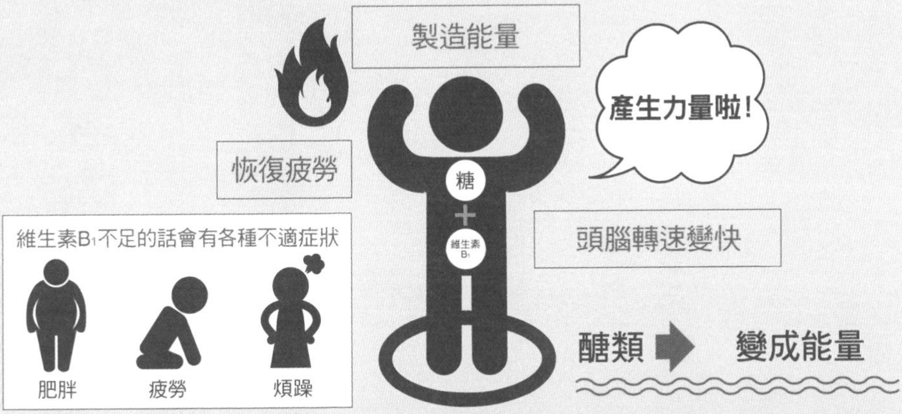
製造能量
產生力量啦！
恢復疲勞
糖
維生素B1
頭腦轉速變快
維生素B1不足的話會有各種不適症狀
肥胖
疲勞
煩躁
醣類 ➡ 變成能量

醣類跟維生素B_1的飲食範例

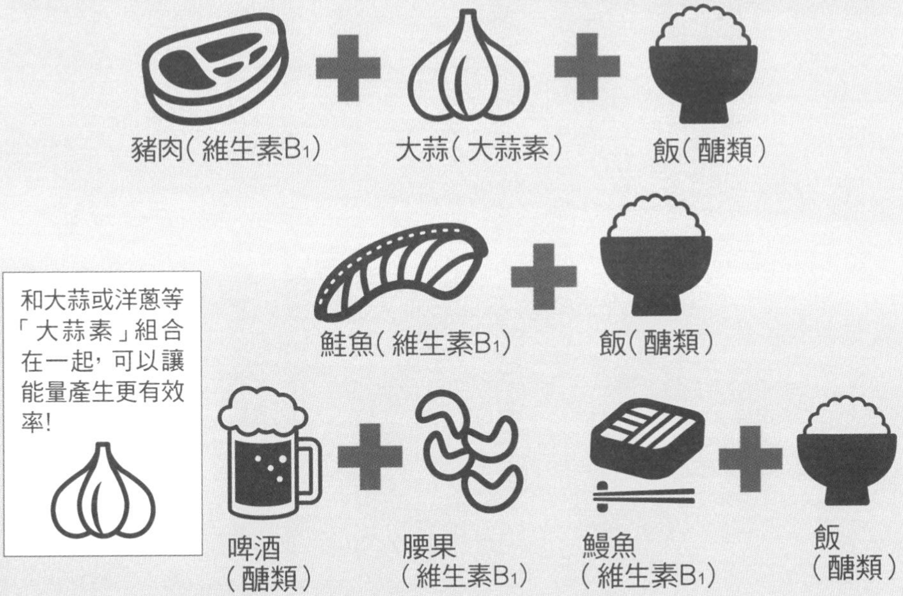
豬肉（維生素B1）
大蒜（大蒜素）
飯（醣類）
鮭魚（維生素B1）
飯（醣類）
和大蒜或洋蔥等「大蒜素」組合在一起，可以讓能量產生更有效率！
啤酒（醣類）
腰果（維生素B1）
鰻魚（維生素B1）
飯（醣類）

肝及牛乳等對減肥跟美肌都有效

幫助脂肪燃燒的「維生素B_2」

如果說維生素B_1是幫助醣類代謝的維生素，那「維生素B_2」就是主要幫助脂質代謝的維生素了。

脂質是製造細胞時的材料之一，維生素B_2就有使用脂質、讓細胞轉化及促進成長的作用。另外，燃燒脂質並轉換為能量的時候，維生素B_2也會協助。換言之，**多攝取維生素B_2的話，身體就能更容易使用脂肪。**

維生素B_2跟細胞再生有關，所以是小孩健全發育所不可或缺的。另外，維生素B_2也有促進黏膜或皮膚、頭髮及指甲新陳代謝的作用。**所以如果不足的話，會讓小孩跟胎兒發育不良，造成肌膚粗糙、口內炎、口角炎等問題。**

維生素B_2在肝臟或魚、牛奶等動物性食品中有很多，比較耐高溫所以也適合用火烹調的料理，但因為是水溶性維生素，所以更需要**能把溶出營養的湯汁也一起食用的料理方式**。

另外，喝酒時也很推薦攝取維生素B_2。酒精會妨礙脂質的分解，所以拿維生素B_2豐富的杏仁當下酒菜的話，就能讓脂質更容易被代謝。

脂質代謝不可或缺

維生素B2會幫助三大營養素順暢轉換成能量，因此，會大量消耗能量、進行激烈運動的人，特別需要攝取這種維生素。因為不會儲存在身體裡，所以需要每天攝取。

含有很多維生素B2的食品

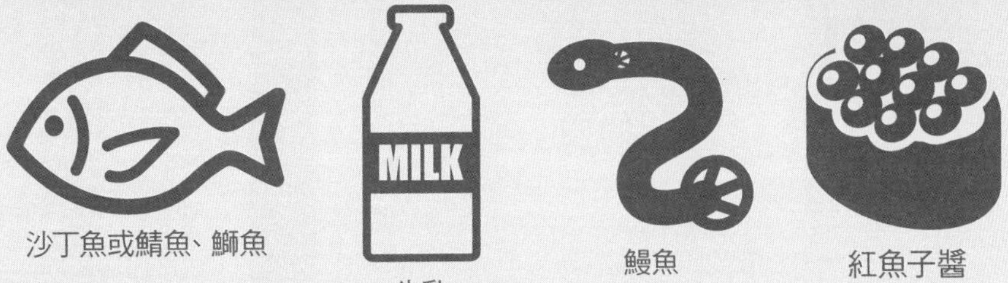

沙丁魚或鯖魚、鰤魚

牛乳

鰻魚

紅魚子醬

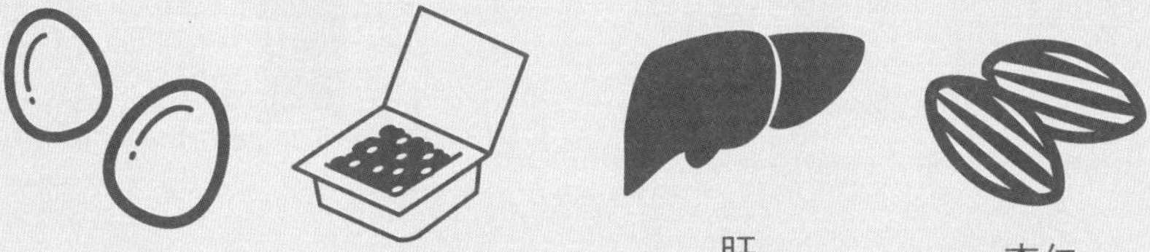

蛋

納豆

肝

杏仁

在小孩的發育中也扮演重要角色

這是成長期的小孩不可或缺的營養，又被稱為「生長維生素」。如果不足的話，會不容易長高，對於體重增加也會有障礙。

吃鰹魚的敲漬魚膾就不會宿醉!?

分解酒精的「菸鹼酸」

「菸鹼酸」是維生素B群的夥伴、別名「維生素B_3」的營養素。

三大營養素轉化成能量時，菸鹼酸是必須的，菸鹼酸進到體內後就會變成名為「NAD（菸鹼醯胺腺嘌呤二核苷酸）」的酵素，**幫助醣類、脂質、蛋白質的能量代謝**。另外，NAD也有其他重要的作用，那就是**可以分解進入人體的酒精，把它轉化成「乙醛」，並讓它無毒化**。乙醛如果殘留在體內就會造成頭痛想吐，是導致宿醉不舒服的原因。所以如果喝酒時一起吃下含有菸鹼酸的食品，就能讓NAD活化，促進乙醛的解毒，對宿醉相當有效。

菸鹼酸可以從鰹魚或鱈魚子、雞肉或肝等食物中攝取，另外，人體內可以用必需胺基酸的其中一種「色胺酸」合成菸鹼酸，所以如果飲食正常的話，就不用擔心會缺乏。但是**如果一直維持長期大量飲酒等造成的慢性菸鹼酸不足，會引起「癩皮病」這種皮膚炎**。菸鹼酸跟皮膚或黏膜的再生也有關，所以要注意充足攝取。

酒精分解需要菸鹼酸

喜歡酒的人不可缺少的維生素B群夥伴「菸鹼酸」，它可以分解酒中含有的酒精，也可以緩和宿醉的痛苦，是相當可靠的存在。

含有很多菸鹼酸的食材

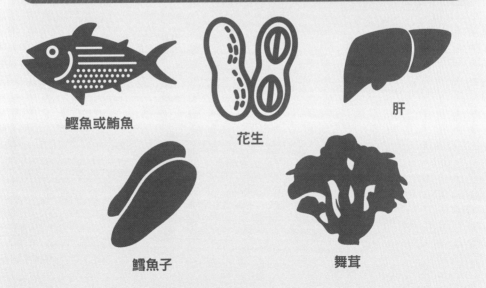

鰹魚或鮪魚

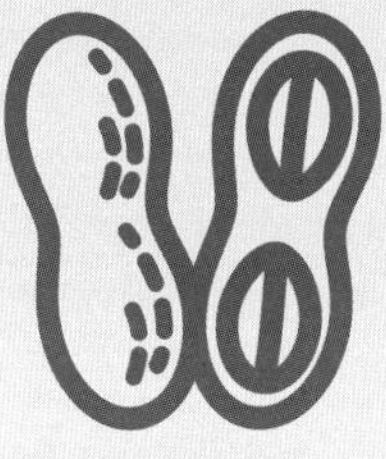
花生

肝

鱈魚子

舞茸

檸檬不是維生素C之王！

蔬菜中有豐富的維生素C，當季蔬菜中更多

維生素C可以生成跟血管、肌肉、骨骼、皮膚等組織有關的膠原蛋白，或是幫助鐵質吸收，除去會促使細胞老化的活性氧等，扮演很多重要的角色，是我們保持健康美麗不可或缺的營養素，所以平時最好積極攝取。但是**人無法在體內合成維生素**，吃過量也無法保存而排出體外，所以**只能透過飲食勤勞攝取**。

維生素C多的食物首先會想到檸檬吧。確實檸檬也含有維生素C，但是可以比檸檬更有效率攝取維生素C的食物還有很多。含量最高的是紅椒、花椰菜等，蔬菜含有很多維生素C。但是維生素C易溶於水，也有易被高溫破壞的缺點。**料理時需要一些處理，比起直接煮，用電子爐蒸或是用油炒可以更不容易流失維生素C**。

另外，不論是蔬菜或水果，當季產的營養價值會更高。像是水果中維生素C含量也很高的奇異果，日本的產季就是冬天。建議大家根據食物採收的季節來享用吧！

食物中的維生素含量有所不同

維生素多的食物

柿子
紅椒
檸檬
奇異果
花椰菜

除了紅椒或花椰菜以外，柑橘類通常有維生素C含量高的傾向。柿子也有很多的維生素C，而且單寧（鞣質）或β-隱黃質等抗氧化成分也很豐富。甚至可以期待它預防感冒及美肌、抑制癌細胞的效用。

維生素C比較少的水果

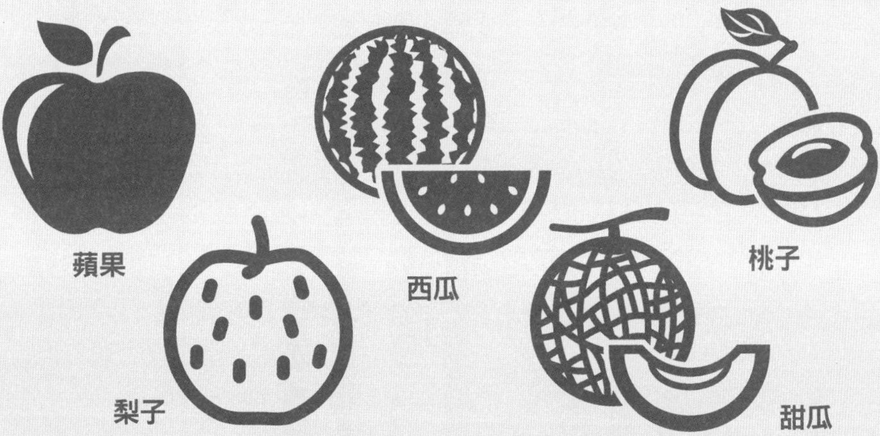
蘋果
西瓜
桃子
梨子
甜瓜

蘋果的維生素C含量少，可能讓人有點意外，但蘋果含有的多酚有抗氧化作用，可以除去體內堆積的活性氧。另外，果肉中含有的膳食纖維「果膠」可以讓腸道內的益生菌增加。

讓癌症遠離你的維生素界「王牌」

三種維生素的相乘效果

維生素A及維生素E、還有維生素C各自都有很優秀的抗氧化作用，但已知如果三種一起攝取的話，就能發揮更高的抗氧化能力。這三種合起來念作「ACE＝王牌」，因此被視為最強的「王牌維生素」而備受矚目。

活性氧帶來的老化現象中，最可怕的就是「癌症」了吧！癌症是一種會損害基因，並讓細胞異常增殖的疾病。有很多如吸菸及過度飲酒、壓力等造成基因受損的原因，活性氧也是其中一種。活性氧的攻擊會使基因損壞，正常細胞就變成癌細胞。

所以維生素ACE強力的抗氧化作用就值得期待了。**維生素ACE同時攝取的話，就可以讓各個維生素原本各自運作的效果「抑制活性氧的發生」「讓氧化能力減弱」「修復被活性氧毀損的基因」聯合發揮，來抑制癌症的發生。**

黃綠色蔬菜或水果、肉、魚、堅果等各種種類的食材，如果是透過使用油的各種烹調法來食用，就能攝取到維生素ACE。由此也可以證明，均衡飲食很重要。

維生素A、C、E一起攝取的話，可以讓美肌效果倍增！

維生素A、C、E各自都是有防止老化或美肌效果的優良營養素，但比起單獨攝取，三個一起吃會使效果倍增，所以應該一起吃。維生素C可以幫助去除活性氧，也能彼此互助並提升吸收力。

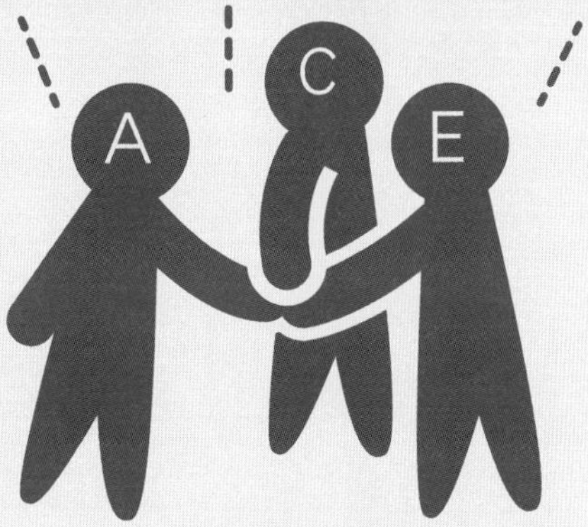

三者合一威力增加!

維生素A、C、E全部都有的厲害蔬菜

沒想到竟有蔬菜可以一次包下這麼好的組合。那就是青椒、南瓜、花椰菜跟油菜花，這幾種菜都推薦使用不易讓水溶性維生素C流失的清蒸做法。另外，因為也含有脂溶性維生素的維生素A、E，所以搭配橄欖油或美乃滋一起吃吧！

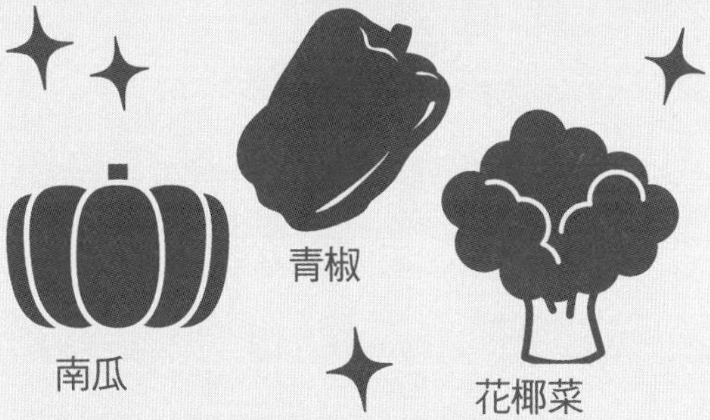

用蒸的可以讓營養流失控制在最小限度。

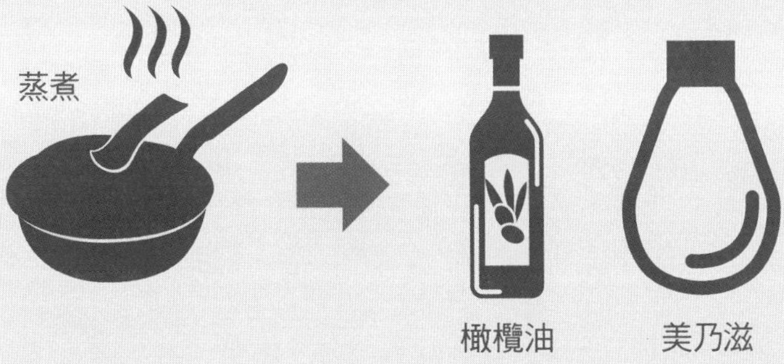

與脂溶性維生素一起，不浪費地吃下肚吧！

礦物質是怎樣的營養素？

幫助其他營養素，也會成為身體組織的原料

「礦物質（無機質）」是我們體內存在的礦物。它是五大營養素的其中一個，為了維持身體機能的恆常性及健康而運作，是非常重要的營養。

人體有95%是碳、氮、氫、氧四種元素，剩下約5%則由礦物質所構成。

礦物質的角色跟維生素一樣，就是**幫助其他營養素順暢工作，或是調整體內器官或組織保有正常機能**等。例如「鈉」或「鉀」就有調整體內水分量的功能，「鉻」則是幫助胰島素分泌，有讓血糖下降的功能。

另外，也有像是形成骨頭或牙齒的「鈣」「鎂」「磷」等這種可以組成身體構造的材料。

我們的身體需要的「必需礦物質」現在已知有16種。其中分為必須量較多的7種「巨量礦物質」，及比較少的9種「微量礦物質」，以下是其中13種的攝取量基準。**礦物質無法在體內合成，以基準量為目標進食，不要缺少或營養過剩是很重要的**，太多或太少都會對身體造成影響。

微量也能發揮很大作用的「礦物質」

礦物質是五大營養素的其中一種，在人體內存在的元素中占了4%。雖然只有4%，卻是人體要發揮正常功能所不可或缺的，礦物質中一定要攝取的被稱為「必需礦物質」，現在共有16種。「必需礦物質」應攝取的量主要分成兩大類。

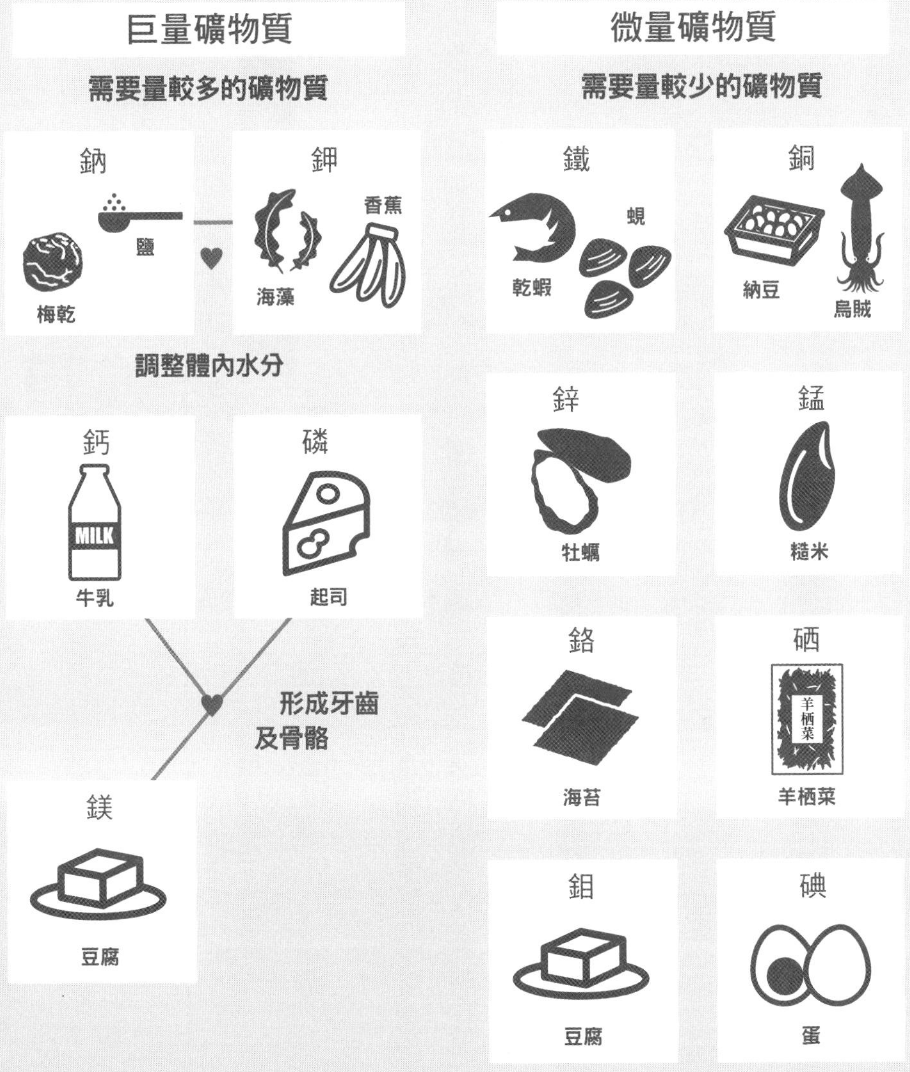

每天進行15分鐘的日光浴，就能讓骨骼和牙齒強壯

「鈣」要跟維生素D一起食用

「鈣」或「鎂」「磷」都是讓骨骼及牙齒可以堅固生長的礦物質。人體內有99％的鈣儲存在骨骼及牙齒中，剩下1％則存在於血液及細胞中。是幫助心臟及全身肌肉可以正常收縮的重要角色。

當血液中的鈣不足時，機制上會使得骨骼或牙齒儲存的鈣必須溶解出來，補足不夠的份。

牛奶、起司、小魚、海藻類、黃豆製品、青菜類等都有豐富的鈣，但是**人體直接吸收鈣的能力並不是很好，所以建議要與幫助鈣吸收的「維生素D」一起攝取。**維生素D可以從菇類或魚等攝取，曬15分鐘的陽光也能在體內合成。

鈣可以緩和緊張和煩躁，是有許多功能的礦物質，但也不該因此攝取過度。高血鈣有導致便祕、想吐、尿道結石或急性腎損傷等的風險。雖然不用擔心飲食中攝取過度，但是如果有在吃鈣或維生素D的營養食品，就可能在不知不覺間過度攝取，所以要特別注意。

鈣可以讓骨骼保持堅固

鈣是礦物質的其中一種，跟維生素D一起吃可以讓身體吸收效率上升，調整血中的鈣平衡。另外，日光浴能在皮下組織生成維生素D，讓骨骼強壯。維生素K及鈣也扮演跟骨骼有關的重要角色，希望大家能一起攝取。

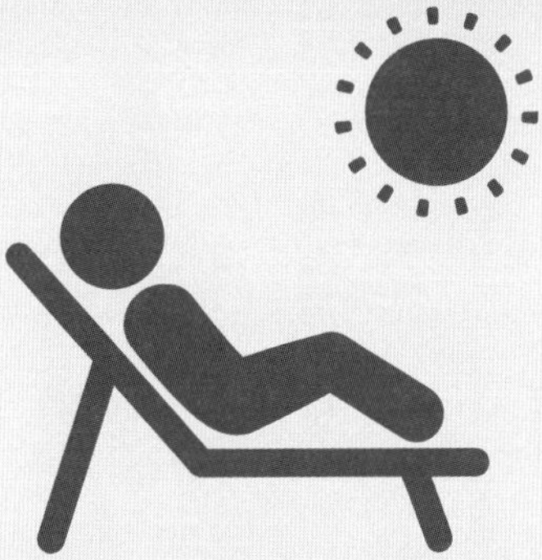

就算不特別擠出時間，只要在10～15點這段期間裡曬個5～15分鐘的太陽就OK了。

讓骨骼變強壯的推薦組合

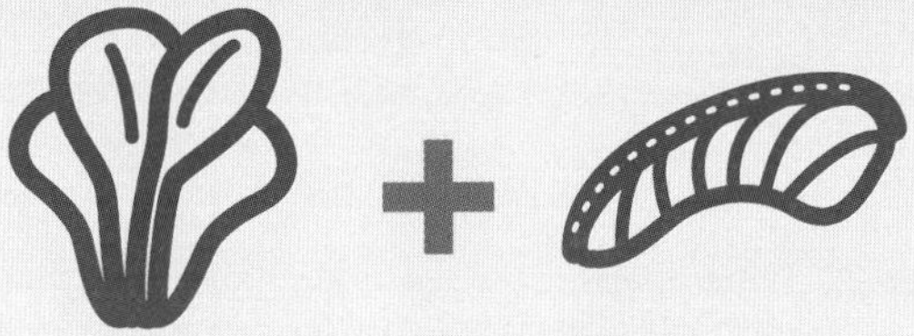

小松菜（鈣） 鮭魚（維生素D）

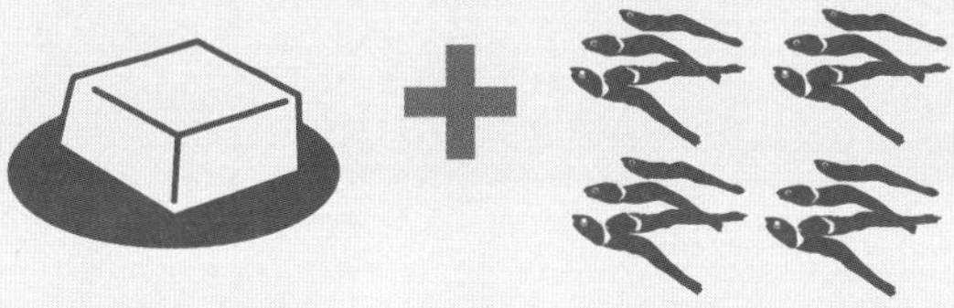

豆腐（鈣） 魩仔魚（維生素D）

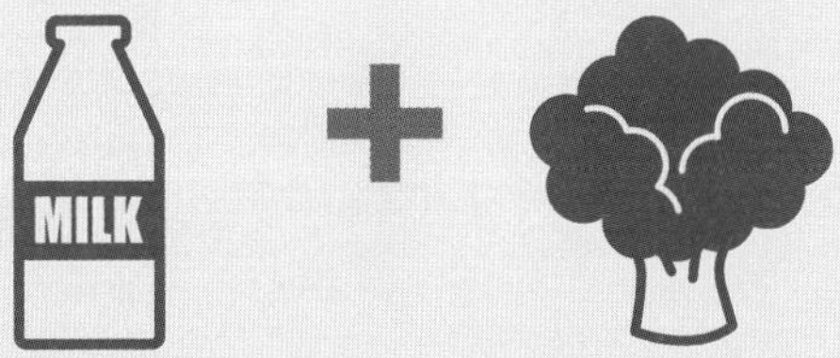

牛奶（鈣） 花椰菜（維生素K）

奶油燉鮭魚

可以一口氣吃到這些食材的奶油燉鮭魚也很推薦。

頭昏及倦怠是因為運送氧氣的「搬運工」不足？

「鐵質」是搬運氧的紅血球原料

我們體內平均有4g左右的「鐵」，其中約65%被用於「紅血球」的主要成分「血紅素」的材料。血紅素中的鐵會和肺吸收進體內的氧結合，透過血管運送到全身細胞。

紅血球在骨髓中被製造出來，其壽命終結後會在肝臟或脾臟被破壞。這時鐵質不會被排出體外，而會再度作為血紅素的材料繼續使用。所以體內如果存有足夠鐵質的人，不需要擔心鐵質不足。但是**懷孕中或是哺乳中、有月經的女性，以及體內儲存的鐵質還不多的小孩，就需要積極攝取鐵質**。如果鐵質不足的話，血紅素的量就會減少，就不能充分供給氧氣。接著就會出現頭暈、心悸、倦怠感等「缺鐵性貧血」特有的症狀。

鐵質可分為容易被身體吸收的「血基質鐵」及不易被吸收的「非血基質鐵」。「血基質鐵」多存在於紅肉或肝、貝類等動物性食物，而「非血基質鐵」則多存在於像大豆或菠菜等植物性食物中。食用非血基質鐵的時候，如果跟可以讓鐵的吸收效率變好的「維生素C」一起食用的話，吸收率就能提升。

組成紅血球的礦物質「鐵質」

鐵質這種礦物質，構成了占大半血液的紅血球中的血紅素。紅血球扮演將氧運送到全身來維持生命的重要角色。特別是女性懷孕、哺乳及生理期時會用到大量的鐵質，所以需要注意多加攝取。

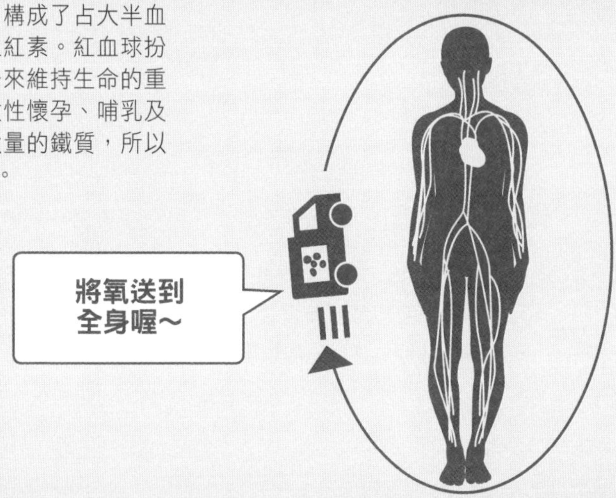

跟「鐵」很合得來的「維生素C」

鐵質可分為動物性跟植物性。動物性的「血基質鐵」雖然可以直接吸收，但植物性的「非血基質鐵」，如果不跟維生素C一起食用，就不容易吸收。記住以下食物組合的話，就可以有效率地攝取了。

※血基質鐵也會因維生素C而提升吸收效率。

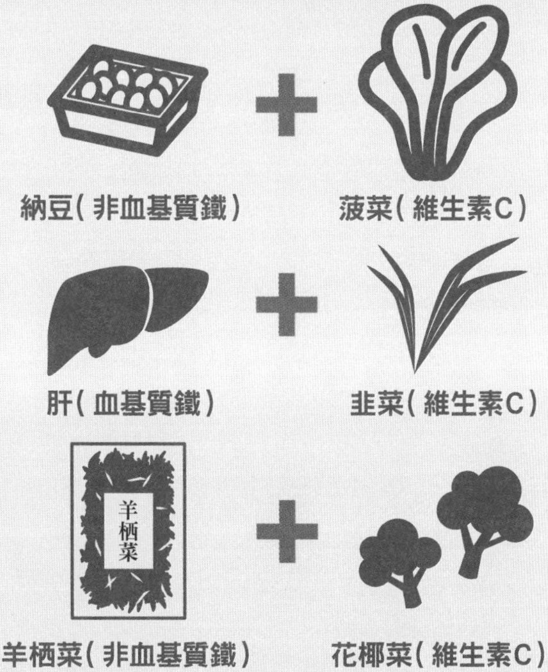

參考文獻
『世界一やさしい! 栄養素図鑑』牧野直子（監修）・新星出版社／『キャラで図解!栄養素じてん』牧野直子（監修）・新星出版社／『子どもに効く栄養学』中村丁次（監修），牧野直子（監修）・日本文芸社／『子どもがダイエットに一生悩まなくなる食事法』牧野直子（著者）・KADOKAWA／『料理と栄養の科学』渋川祥子（監修），牧野直子（監修）・新星出版社／『マンガでわかる 栄養学』足立 香代子（監修）・池田書店／『痩せグセの法則』工藤孝文（著者）・エイ出版社／『たった7秒で座るだけダイエット』工藤孝文（著者）・晋遊舎／『その調理、9割の栄養捨ててます!』東京慈恵会医科大学附属病院 栄養部（監修）・世界文化社

國家圖書館出版品預行編目資料

趣味營養學：對身體健康及減肥都有幫助！澈底解說最強飲食法、食材料理法！／牧野直子著；張資敏譯.
一 初版. 一 臺中市：晨星, 2021.06
面；公分. 一（知的！；178）
譯自：眠れなくなるほど面白い 図解 栄養素の話
ISBN 978-986-5582-54-8（平裝）
1. 營養學
411.3　　110005130

知的！178

趣味營養學
對身體健康及減肥都有幫助！澈底解說最強飲食法、食材料理法！
眠れなくなるほど面白い 図解 栄養素の話

作者　牧野直子
譯者　張資敏
編輯　吳雨書
校對　吳雨書、柯政舟
封面設計　陳語萱
美術設計　曾麗香

創辦人　陳銘民
發行所　晨星出版有限公司
407台中市西屯區工業30路1號1樓
TEL：04-23595820　FAX：04-23550581
行政院新聞局局版台業字第2500號
法律顧問　陳思成律師
初版　西元2021年6月15日　初版1刷

總經銷　知己圖書股份有限公司
106台北市大安區辛亥路一段30號9樓
TEL：02-23672044 / 23672047　FAX：02-23635741
407台中市西屯區工業30路1號1樓
TEL：04-23595819　FAX：04-23595493
E-mail：service@morningstar.com.tw
網路書店 http://www.morningstar.com.tw
訂購專線　02-23672044
郵政劃撥　15060393（知己圖書股份有限公司）
印刷　上好印刷股份有限公司

定價350元

ISBN 978-986-5582-54-8
"NEMURENAKUNARUHODO OMOSHIROI ZUKAI EIYOSO NO HANASHI"
supervised by Naoko Makino